实用中老年推拿保健

戴俭国　戴　寅　雷明东　编著

许　宁　佘劭农　绘图

中医古籍出版社

责任编辑　伊广谦
封面设计　于天水

图书在版编目(CIP)数据

实用中老年推拿保健/戴俭国编著．-北京:中医古籍出版社，2004.4

ISBN 7-80174-220-6

Ⅰ.实…　Ⅱ.戴…　Ⅲ.①中年人-常见病-按摩疗法(中医)②老年病-按摩法(中医)　Ⅳ.R244.1

中国版本图书馆CIP数据核字(2004)第020028号

中医古籍出版社出版发行
(北京东直门内北新仓18号　100700)
全国各地新华书店经销
北京普瑞德印刷厂印刷
850×1168毫米　32开　7.5印张　190千字
2004年5月第一版　2004年5月第一次印刷
印数:0001～4000册
ISBN 7-80174-220-6/R·219
定价:12.00元

序

推拿保健，源远流长，源于导引，参以吐纳，其法简便，抗衰防老，防病治病，强身健体，益寿延年，其效显著。数千年来，为炎黄之繁荣，华夏之昌盛，做出了重大的贡献，深得亿万民众酷爱。

吾自幼深受先祖之熏陶，对推拿一术情有独钟。受业以来，四十有年，耕耘苦读，未敢懈怠，虽师承家学，术有专攻，然亦时时不忘寻师访友，意在兼收百家之长，以补我技之不足，故在长期的推拿教学，临床实践与科研中，受益良多。自20世纪80年代中期始，对推拿保健（养生推拿）渐生爱意，萌发学习、发掘、研究和探讨之欲念，于是便全身心投入其中。历经几个寒暑的临床实践与教学实践，其显著的保健效果，实用简便，易学易行，安全可靠的优点，实令人叹服。20世纪90年代初，吾在拙作《实用推拿治病法精华》一书中，曾专立一章，对“推拿保健”，整理和阐述作过初步尝试。从此之后，吾对推拿保健的痴迷更是一发而不可收也。

今春，弟子戴寅君和雷明东君协助吾将吾在芜湖市老年大学推拿保健班的多年授课提纲，进行全面的整理，并作了必要的修改和补充，尤其是对中老年人之生理病理特点的阐述更为系统完善，通俗易懂；对常用手法与保健推拿法的介绍，则更加注重对具体操作的要领、要求及运用的阐述；同时还增添插图百余幅，使之更加形象、直观、通俗、易学，且便于操作，亦就更适合中老年同志学习、运用；对于常见病防治，除增加对中老年常见病的有关基本知识介绍外，还结合现代医学增添了适合中老年人锻炼的其他方法；凡此等等，编著成书，使之面目全然一新。如此不仅更加体现了推拿保健的实用、简便、易学、安全、有效的优点，而且还突出适合中老年自我推拿保健的特色，故定书名为《实用中老年推拿保健》。

本书从策划到编著成书，几易其稿，历时3年有余。在这期间，曾先后得到北京中医药大学臧福科教授，山东中医药大学毕永升副教授，湖北中医学院闻庆汉副教授，安徽中医药高等专科学校胡顺强讲师，安徽中医药高等专科学校附属医院万明、韩三六和陶君能三位主治医师的热情帮助和支持，在此一并致以诚挚的谢意。

编著《实用中老年推拿保健》，诚属首次尝试，谬误之处在所难免，恳请同仁及读者斧正。

戴夫俭国

癸未年重阳于悟养书屋

目　录

第一章　概述

第一节　推拿保健简史

一、概述

推拿保健的概念应该是在意念的支配下，运用推拿手法技能进行健身、防治疾病和康复功能，借以维护健康，延年益寿。它是在“未病防患、已病防变和病后防发”的思想指导下，注重在整体观的基础上，调摄精神，调节功能，调养气血，调补脾肾，并强调因人而宜，顺其自然，灵活变通，防重于治。

推拿保健是中医推拿的分支学科，也是中医保健学科的重要组成部分，是一门正兴起的学科。

推拿保健根据保健对象的不同可分为主体的自我推拿保健与客体的推拿保健。根据保健的目的不同可分为强身健体防病延年的推拿保健和治病强身的医疗推拿保健。其他还有用于某个主要目的的推拿保健如消除疲劳、延缓衰老，保健减肥等。了解这些对于我们认识、学习和掌握推拿保健，进而维护健康有很重要的意义。

关于健康的新概念，传统的健康概念是“没有病就是健康”，“体魄健全就是健康”。然而随着社会不断的文明进步、经济和科技的迅猛发展，特别是医学的发展，人们对生命活动和人体本质的认识止在不断提高。因此，人们对健康的理解也有新的发展。

世界卫生组织对健康下的理想定义为："健康不仅是没有疾病或体质虚弱，而且是身体上、精神上和社会适应上的完好状态"。这就告诉我们：健康不只是注意防治疾病，而且更重视改变人的不良生活习惯，建立科学的生活方式。归纳起来有以下四个方面：

躯体健康，即人体生理健康如心脏、脉搏、血压、日常活动等都正常。

心理健康，即自爱自信自尊有自知之明。简单来说就是自我感觉良好，人格完整，保持正常人际关系，受人尊敬，对生活有明确的目标。

社会适应良好，即各种行为和心理活动能适应社会复杂的环境变化，能为他人所理解、接受，有平稳、正常的心理状态。

道德健康，即不以损害他人来满足自己的需要和有区别真假善恶美丑荣辱等是非观念。

还有一个要说明的问题是，人体还有一个处在健康与生病之间的状态，这就是医学家格林称之为的"人体第三状态"，即时而近似健康，时而近似生病（病态），时而趋向健康，时而趋向疾病，并未形成明显的属性的状态（有人称之为"亚健康状态"）。研究表明约有半数以上的人常处于这种第三状态。而人们往往忽视这种状态对人体健康的危害。所以我们必须注意和重视对这种状态的调整和防范。

二、推拿保健简史

"欲知其道，必先知史"，推拿疗法古称按摩、按跷、跷引等，属中医的外治疗法范畴，在中医学发展史上起源最早，是我国最古老的主要医疗手段之一。

推拿保健又称养生推拿，是推拿学的重要组成部分，它是在调整呼吸与意念活动的同时，运用一些手法（有时亦借助器械或一些简单的功能锻练），在自己身体的一定穴位或部位上进行操作，从而达到通经络、和气血、调脏腑、扶正气、强身健体，祛病延年的一种自我保健的方法。具有安全可靠、简便易行，不须任何条件，并能根据自己的身体状况和需要，随意选择，自己操作（亦可给他人操作），且又无任何毒副作用的特点，不失为一种较为理想的保健方法。

推拿疗法源于人的本能行为与生活实践。从我国有文字记载的史料考证来看，从古代甲骨文卜辞推算，其历史至少在4000年以上，可谓中医学发展史上起源最早的学科。

推拿保健古时归之于导引。《一切经音义》曰：“凡人自摩自捏，伸缩手足，除劳祛烦，名为导引。”这主要是讲自我推拿保健。而客体推拿保健则首见于《孟子》，其载曰：“为长者折枝。”“折枝”即古代对客体推拿保健的称谓。

推拿保健早在公元前二千多年前的远古时期，有一部落“陶唐氏”，即知用“午”（即古时的导引）来防治关节炎一类的病症。《吕氏春秋》记载：“昔陶唐氏……阴多伏滞而湛积，水道壅塞不行其源，民气郁淤而滞着……民病壅滞而不迫，故常作午宣导之。”春秋时期成书的中医第一部经典著作《内经》中就有几十处关于按摩导引的记载。从湖南长沙马王堆出土的汉帛画《导引图》中描绘的44种导引姿势中可以看出，汉代的导引术已很普及，其主要的还是自我推拿保健法。另外汉代大医圣张仲景在其传世著作中也记有关于应用自我推拿保健防治外感风寒的方法。魏晋时期，自我推拿保健发展较迅速并为许多医家所重视，如葛洪在其《抱朴子》中记有“腹痛者……亦还以自摩，无不愈者”的自我推拿治腹痛的方法。陶弘景在其《养性延命录》中记有“摩手令热以摩面，从上而下去病气，令面有光；又摩手令热从体上下，名曰干浴”等方法。隋唐时期是自我推拿保健发展的高峰时期。这一时期的重要医学著作中均有关于推拿保健的记载。如隋《诸病源候论》中几乎每卷末都附有导引法，其内容涉及内、外、妇、儿、伤等临床各学科。到唐更加有所发展，如大医学家孙思邈在《千金方》中明确提出："每日必须调气补泻，按摩导引为佳。"同时他在该书中载有很多的推拿保健方法，并特别提出老年推拿保健的作用和方法，如"每食讫，以手摩面及腹，令津液通流，食毕，当步行踌躇……。行毕，使人以粉摩腹上数百遍，则食易消，大益人，令人能饮食去百病。"此外大医家王焘在其《外台秘要》中也记有"用两手相摩令热，以摩腹令气下"等记载。宋金元时期推拿保健的发展更加完善、系统，不仅在许多医学著作中都有较详细的记载，同时在其他一些重要的文献中也有很多关于推拿保健的记载。如《道藏》《苏沈良方》《太平御览》等。其中苏东坡在《苏沈良方》中曰："……每夜披衣……盘手足……闭息，内视五脏……然后，以左右手热摩两脚心及脐下腰脊间，皆令热彻；次以两手摩熨眼面耳项，皆令极热，乃按捏鼻梁左右五七下，梳头百余梳，……其法至和简易，惟在常久不疲，即有深功，且试行一、二十日，精神自己不同，觉脐下热，腰脚轻快，面见有光。"苏氏关于自己坚持运用自我保健的体会时说："其效初不甚觉，但积累百余日，功用不可量，比之服药，其力百倍。……其妙处非言语文字所能形容……若信而作，必有大益。"这些都说明当时推拿保健的社会效应及其广泛的普及。推拿保健在这个时期的主要表现乃是以自我保健为主体。明清时期推拿保健的发展主要表现在其著作和论著方面增多，不仅见诸于医学著作，更多的则是见于气功、武术及养生学等其他一些著作当中。这一时期的主要著作有龚应园的《红炉点雪》，胡文焕校辑的《格致丛书》与《寿养丛书》，聂尚恒的《医学汇涵》，周履清的《夷门广牍》，曹士衍的《保生秘要》，高谦的《尊生八笺》，罗洪的《万寿仙书》，冷谦的《修龄要旨》，王祖沅的《内功图说》，汪昂的《勿药玄诠》，吴师机的《理瀹骈文》等。这些著作都较详细地记载了自我推拿保健的方法以及自我推拿保健对一些病症的防治效果，对后世影响极大。此时推拿保健的一个很鲜明的特点是在继承前人的经验中更加注意了与气功、练功的结合以提高推拿保健的效果，也更注意自我推拿保健法的操作。民国时期推拿保健因社会的原因而只流传于民间和武术界，其次是道家和佛家，少部分高级知识分子也很重视。这一时期是推拿保健发展史上最低谷，甚至频于灭绝。解放以后随着中医的振兴，推拿的崛起，推拿保健的方法也得到发掘、整理，并由一门散在民间的医疗保健方法发展形成一门中医临床学科，取得医疗、科研和教学的很大成就，得到学术界和社会的认可。值得一提的是推拿保健的特征是以手法为主，结合气功、练功和药物等，进行以自我保健为主，防治并用，并扩展到预防衰老、功能康复等范畴的行之有效又无任何毒副作用的一种较为理想的保健方法。近代有关推拿保健的著作也越来越多，如曲祖贻的《按摩新编》，李志明的《小儿捏脊》，李业甫、白效曼的《自我保健穴位推拿》，骆勤方主编的《自我按摩集锦》，臧福科的《家庭保健推拿手册》，戴俭国的《实用推拿治病法精华》，范立伟的《实用推拿保健学》，王金柱的《实用保健推拿图谱》等等，这些著作反应了推拿保健的发展盛况。可以深信，随着社会发展的进步，精神文明要求的提高和人们保健意识的加强，推拿保健学必将对人类的健康事业做出更大的贡献。

第二节　推拿保健的要领和要求

推拿保健和一般推拿及其他的一些保健方法不同。它在具体运用中有其特定的要领和要求，以保证它在运用中能充分有效地发挥作用。所以学习和掌握它的要领及要求便十分必要。

一、推拿保健的要领

推拿保健的要领较多，亦较复杂，同时各流派对其要领的强调又各不相同，然而总括起来其基本的精神和原则是相同的。我们把它归纳起来主要是两个结合和三个调整。

（一）两个结合

两个结合是指“松静结合”与“动静结合”两个方面。

1. 松静结合　松是指放松，不紧张。是使整个身体或局部处于自然松弛的状态。静是指安静，净心，不想若非非。是使我们的心情保持平静，思想保持安定的一种祥和状态。

松静两者之间是相互影响的。放松可以促使尽快进入“入静”的状态，而静又能保证放松的持续稳定，促进松的加深，从而达到自然放松状态。

综上看来，我们在作推拿保健时应先使自己处于一个身心放松，情绪稳定，排除一切杂念和紧张、烦躁、不安的心情，保持一种自然舒适的状态。这样我们全身的气血运行才能畅通无阻，脏腑功能才会协调平衡。人体在这样的状态下，结合穴位或部位的推拿，其效果才能充分地发挥出来。

2. 动静结合　动是指活动与运动。其广义是指人的一切活动；其狭义是指某一部位或某一系统，组织，器官的运动。对于人体来说“动”是绝对的，贯穿于人的生成、生长、发育、成熟、衰老、死亡全过程。运动对于生命来说是极其重要的，故有“生命在于运动”之说。

静是指静止，安静。它相对于动而言，是指事物或人体处于一个相对来说静止不动的状态。静是相对的，任何处于绝对静止状态的人和事物是不存在的。

动静结合是指人处于相对静止不动和自然放松的状态下（看

似非常的安宁平静），有意识运动、呼吸运动和借助推拿手法作用于某些穴位或部位，在“静中求动”，促进脏腑的按摩，血液和体液的运行，增强血液对脏腑、肌肉、筋骨和皮肉等组织器官的濡养，达到强健筋骨，增强脏腑功能，提高身体抵抗力的保健目的。

松静结合和动静结合是相辅相成的。二者相互影响，相互作用，共同保证推拿保健作用的充分发挥。

（二）三个调整

所谓三个调整是指在进行推拿保健过程中，必须注意对身体姿势，呼吸和思想情绪作好调整，使他们处于良好的状态，以保证推拿保健取得更好的效果。

1. 调整姿势　在气功中又称为“调身”或“调形”。它是指在进行推拿保健之前先必须使自己的身体处于自然放松、舒适的体位。即把姿势调整好，不使任何部位或肢体有紧张的感觉，同时这种姿势要使人感到安全可靠，保证能坚持完成整个推拿保健的操作全过程。以避免中途出现意外现象和不适，如头晕，疲乏甚至疼痛等而半途而废。此外还要保证手法操作的顺利方便，使整个操作一气呵成，不要中断。

姿势的调整应根据自己个人习惯，身体条件，健康状况等进行选择，不能强求某一种姿势。

常用的姿势有：

（1）坐式　有端坐、平坐、盘坐、仰坐和俯坐等。其中端坐最为安全可靠，也较为舒适、常用，是推拿保健中较为理想的姿势。一般人尤其是中老年人或体弱多病者应选用此种方法。

（2）卧式　即睡式。有平卧、侧卧和半侧卧之分。此方法对年老体弱或病后体虚者较为适用。但此方法在进行推拿保健操作时不够方便，有些部位不易操作，所以自我推拿保健时，除胸腹部操作常选用外，一般其他部位的推拿保健很少选用。

(3) 站式　在练功中称为站桩，是各个流派的基本功，也是最主要的基本功夫。各武术流派对站桩的称谓也不相同，如太极派称为无极桩，形意派称为三体式，少林派称为站裆等等。在练功中对站式的要求较为严格，有一段口诀如下：

虚项领劲，头如悬钟，口眼微闭，舌顶上颚，下颌内颔，

沉肩垂肘，含胸拔背，松胯塌腰，收腹敛臀（提肛），二膝微屈，二脚分开，与肩同宽，脚尖内扣，五趾抓地。

此外，根据手的姿势又常分为佛掌式，抱球式，三点式，方圆式，下按式，无极式等多种。但是无论什么式，其基本的要领是一致的。

在推拿保健中，对站式的要领不象练功中这样严格，但其中有几点必须注意，这就是虚项领劲、口眼微闭、舌顶上颚、沉肩垂肘、收腹敛臀（提肛）、二脚分开，与肩同宽、脚尖内扣。站式一般适用于体质较好的人，对抗衰防老，强健体魄的效果较为理想。而体虚者，尤其是病后体虚者要慎用或不选用。

2. 调整呼吸　在气功中称为“调息”或“调气”。它是指在进行推拿保健的过程中要始终注意对呼吸的调整，使呼吸自然、均匀、深长且有节律，不产生急促、粗重的呼吸，更不能憋气，否则会产生如胸闷、胸痛不舒或胸胁胀满的不良反应，影响推拿保健的效果。坚持正确的呼吸调整，还可以通过呼吸运动来促进内脏间的相互摩擦而使之功能增强（即中医与练功中所说的培补元气的功效），同时也可使肺活量增加，对呼吸系统功能改善有良好的作用。从而进一步增强保健的效果。

调整呼吸的方法和种类有很多。我们无论选择哪一种方式，都必须要牢记顺其自然，不能操之过急，应该循序渐进，随着锻炼时间的增长而逐步地过渡和改变呼吸的方式。这样才能做到可靠、安全。同时也避免了副作用或不良反应的产生。

一般呼吸调整的方法有：

(1) 自然呼吸法　即在平常的呼吸基础上，有意识地使呼吸缓慢、均匀、深长。

(2) 腹式呼吸法　此种方法又可分为两种：一是顺腹式呼吸法，即吸气时腹部膨出，呼气时腹部内陷；另一种是逆腹式呼吸法，即吸气时腹部内陷，呼气时腹部膨出。这两种方法应先从自然呼吸法慢慢过渡到顺腹式呼吸，经过一段时间的锻炼后再逐步过渡到逆腹式呼吸。逆腹式呼吸法是调整呼吸中运用最多，且效果较好的一种方法。

3. 调整意念　在气功中称之为“调心”或“调神”，也就是调整人的“思想意识活动”。具体是指在进行推拿保健的整个过程中，开始前应保持思想的安定和情绪的放松，努力做到“心如止水”然后根据推拿保健的需要，把思想意识集中到你所设定的部位，穴位或某一特定的意念活动，自始至终保持心理的平静，不会因产生杂念而影响保健的效果。更要避免边操作边聊天或看电视。这就是我们通常所说的“以一念代万念”和“一心无二用”。

此外，意识的集中能增强手法的操作效应并能充分激发体内的经气，调动自身的潜在活力，提高手法的功效和自身的机能，收到事半功倍的效果。

意念的调整在三个调整中最难掌握，但是它在三个调整中又起着主导作用，对推拿保健的效果起着决定性的影响，所以必须处理好。我们应先从思想放松，安定心神入手，慢慢的通过一定时间的锻炼，逐步达到“入静”的状态。万不可操之过急而心浮气躁，以免产生偏差的出现，如头晕、头痛、胸闷不舒，甚至神情不定、心神恍惚等现象。

调整意念的方法有：

(1) 放松法　即意想某一部位或某一局部或整个身体的完全放松，此法也是气功中的入门功法。

（2）默想法　即极有规律地念某一词句（一般选短词，如放松、安静、下沉等）或数数的一种方法，并始终不变。

（3）意守法　即意念活动紧紧守定在某事或某处（穴）而不动摇。此法是推拿保健中最为常用的一种方法，一般在手法操作时，多把意念意守在被操作的局部或穴位上，以增强手法在操作的感应。

二、推拿保健的要求

推拿保健的要求很多，但归纳起来有以下几个主要方面：

1. 目的明确　推拿保健无论是自我保健还是为他人保健，在进行之前必须目的明确，即是以强身健体、延年益寿为主，还是以治疗某一个或几个慢性疾病为主。明确以什么为主对选择推拿法、取穴、手法轻重及操作部位等起着决定作用。因为它们之间存在着明显的区别，有时这种区别还相当大。又由于目的不同，手法在操作时的力量大小、时间长短和主次，甚至操作方向上都不尽相同，所以我们必须做到胸有成竹，有的放矢。这样推拿保健的进行便可做到针对性强而又比较得当，才能取得较为满意的效果。

2. 手法熟练　推拿保健主要通过手法刺激体表的穴位或部位，同时结合呼吸和意念，必要时结合一些简单实用的功法锻炼来实现其强身健体，祛病延年的目的。故此，一般对手法掌握的要求是比较高的，起码要做到手法运用、操作的规范、得当，所以有条件者，都应先在专业老师指导下，进行一段时间的系统学习和训练，以掌握手法操作的要领、要求及手法的一般运用。这样在实际使用时才能充分发挥手法的作用。

此外对手法掌握以后，针对目的的不同，最好能征得医生的指导和帮助，进行选择和操作，以保证推拿保健在操作全过程中取得更好的效果，这一点非常重要。其次是保健过程中应该随具体情况的变化而更换一些手法，改变操作的穴位或部位，千万不可忽视。

3. 取穴准确　推拿保健的作用的实现，主要依靠三个基本条件：目的、手法（包括推拿法）、穴位。每个穴位的功效与主治疾病都不相同，因此取穴的准确是保证取得良好效果的关键。取穴准确包括选穴准确且配合得当和穴位位置选取正确两个方面。前者是根据目的来选取一定的穴位，而后者是每个穴位所在的位置要选择正确无误，这样手法操作时才能通过穴位的刺激达到其目的，否则会直接影响其效果，有时还会引起不良的反应。这一点必须引起特别的重视。为保证取穴的准确，有条件者事先最好能征得医生的帮助和指点。

4. 主次分明　推拿保健在运用中应该做到主次分明，即以某一目的为主，其他需要顾及的应视具体情况而定。以保健防病为主的，则可以以某一方面为重点，兼顾其他。如：有腰酸背痛、纳食不良等不适感觉者（非病态），可以选择以壮腰健肾为主，同时兼顾脾胃消化。这样在实际运用中可以起到一举两得的效果。一般来说，抗衰老、健身体多以肝肾或脾胃为主而兼顾其他。因为肾为先天之本，脾胃为后天之本。对肾或脾胃的调理，对于其他脏腑的调理均有直接或间接的作用。

如果是以治疗疾病为主，则必须诊断明确，选穴、配穴及操作部位，应根据病症和病情决定取舍，最好是在医生的帮助与指导下进行。同时在一个较长时间的治疗保健过程中要特别注意病情的变化，随时根据病情来调整穴位、部位及推拿法与手法操作，必要时配合其他方法，甚至暂时停止推拿保健。否则会有碍于对疾病的治疗和身体的康复，严重者还会产生意外，造成不良的后果。这一点应引起重视。

5. 持之以恒　推拿保健无论出于什么样的目的，必须树立持之以恒的观点。因为推拿保健是通过一定的方法对机体进行全面调整，这种调整是比较缓慢的，它不可能在短时间内显出较为明显的效果。其必须要通过较长时日的手法对机体的作用，有一个从量变到质变的过程，就像练功一样，“欲速而不达，功到自然成”，诚如苏东坡在其文章中描述的那样“其效初不感觉，但积累百余日，功不可量，比起服药，其力百倍，……若信而行之，必有大益”。

此外在手法操作中，其刺激的力量和操作的时间应该逐渐加重和延长，不要一开始就采用强刺激和长时间的操作，这样会引起一些不良的反应，从而影响自己的信心，这就是和持之以恒相辅相成的“循序渐进”，希望引起注意。

6. 注意事项

(1) 推拿保健的禁忌症

A. 各种肿瘤的病变部位

B. 各种急慢性传染病

C. 严重的心脏病、高血压、肝脏疾病及精神病患者

D. 各种血液病患者

E. 体质过度虚弱者

F. 过饥、过饱、酒醉后，妇女经期、妊娠，剧烈运动过后、大怒后以及情绪极度紧张的情况下，均不宜进行

(2) 推拿保健的时间　一般多主张最好选择早晨5~7时和晚上5~7时进行，或在晨起时或睡前进行，也可根据自己的习惯或具体情况来选择某一时间进行。

(3) 注意个人卫生如修剪指甲等及环境卫生等。

(4) 室内室外的环境要安静，空气流通，但不要使风直接吹到身上，不要有人为干扰。

(5) 必要时可以使用一些介质。有些病情治疗需要而使用介质可增强治疗效果，一般使用介质主要是保护皮肤，特别是对于

燥皮肤可免受伤害。

第三节　中老年生理病理的特点

一、生理特点

人的一生中，从生到死都经历一个由生育、生长、发育、成熟，进而变老（衰老）的过程。而变老主要是由遗传所决定的生理过程，并在一定程度上受环境的影响，一些专家指出：变老有普遍性、内因性、进行性和退化性四个特点，即同一种生物体内各个细胞、组织与器官均发生老年变化，它是普遍的生理过程，而非病理改变；变老是由生物体内遗传因素起主导作用的生理过程；变老是生物达到成熟后，随着年龄的增长而不断发生一系列连续的，进行性的变化过程（即随年龄增长，机体脏器细胞的减少和细胞间质的增长，导致生理机能减退和储备潜力下降；同时体内水分，主要是细胞内水分也减少，脂肪成分相应增加；人的基础代谢也不断降低，不同组织的耗氧量降低，人体总血脂增加，人的体力活动下降），直到生物体的死亡；在变老过程中，机体内各种功能和结构都发生退化性改变，体内平衡状态日趋破坏，导致储备力减少，适应力减退，抵抗力下降。

人体变老大约始于 40 岁左右，这一点，中医早在二千多年以前成书的经典著作《黄帝内经》一书中就已明确指出："年四十，而阴气自半也，起居衰矣。"然而由于男女性别不同，其变老的起始时间亦存在着明显的差异，所以说，退休并不是变老的开始。同时，变老是一种缓慢和逐渐衍变过程，并伴有生理和心理上的许多变化；变老的速度每人也不相同，一个人的健康状况和个体差异决定他（她）是否感到衰老。

《黄帝内经》从人的生理角度，精辟地论述了有关男女的衰老变化过程。《内经·上古天真论》曰：“女子七岁，肾气盛，齿更发长；二七而天癸至，任脉通，太冲脉盛，月事以时下，故有子，……五七，阳明脉衰，面始焦，发始堕；六七，三阳脉衰于上，面皆焦，发始白：七七，任脉虚，太冲脉衰少，天癸竭，地道不通，故形坏而无子也。”“丈夫八岁，肾气实，发长齿更；二八，肾气盛，天癸至，精气溢泻，阴阳和，故能有子；……五八，肾气衰发堕齿槁；六八，阳气衰竭于上，面焦发鬓颁白；七八，肝气衰，筋不能动；八八，天癸竭，精少，肾脏衰，形体皆衰，则齿发去。”从以上的经文中，可以看出，古人在论述人的变老时，明确指出，由于男女性别的不同，衰老的起始时间有着明显的差异，即女性约从35岁左右开始，而男性则从40岁左右变老；同时也说明肾气（精）和气血在人的生长、发育、成熟、衰老的过程中，起着重要的作用，而人的变老跟肾气（精）与气血的盛衰关系极其密切，因此，在抗衰老方面，强调和重视补气养血与滋补肾气来延缓衰老，确是一切养生保健之法的根本所在。

现代医学对人体变老过程的认识，近年来随着临床老年病学的发展，作了大量的研究，指出，人进入中老年以后，机体的各个器官和组织的生理功能逐渐减弱，新陈代谢趋于缓慢，其主要表现在：

循环系统方面　心肌的收缩功能逐渐减弱，心率和心搏出量也随之减少，加上心脏的代偿功能减弱，故此，老年人比较容易出现心功能不全。同时，这一时期，人体血管的管壁都有不同程度的粥样硬化，血管弹性下降，血管的外周阻力加大，因此，心血管方面的疾病和高血压症在老年病的发生率中占第一位。

呼吸系统方面　胸腔的前后径随着年龄的增长而增加，逐渐发生驼背。骨质疏松及肋骨活动度降低等，使胸腔顺应性和呼吸肌的力量减弱，进而使咳嗽的推动力减弱，肺活量降低。同时，老年人肺泡的数目逐渐减少，肺泡的通气量明显下降，呼吸道的粘膜萎缩，因此，老年人容易发生呼吸道感染，其中以咳嗽、少痰、哮喘及肺气肿最为常见。

消化系统方面　老年人的消化吸收功能明显下降，消化道粘膜和腺体出现萎缩，胃肠蠕动减慢，因此老年人在这方面很容易出现消化不良，腹胀、腹痛、便秘和腹泻。

内分泌系统方面　随着年龄的增长，垂体肾上腺、甲状腺与甲状旁腺、性腺、胸腺和胰腺等腺体都有不同程度的变化，故多数内分泌功能随着年龄的增长而下降，对生理的或药物的反应性也减弱，中枢调节机制变化明显，机体的免疫功能下降，所以老年人的抵抗力较差，自身的抗病能力较弱，容易产生各种疾病或发病后常出现一些合并症，故老年病的特点之一是在同一老年人身上常同时存在数种疾病。

神经系统方面　老年人的脑细胞数目明显减少，脑的重量减轻，故而老年人的记忆力普遍减退，睡眠期缩短，并有不同程度的脑萎缩，容易产生老年性痴呆症。此外，老年人植物神经调节体温的功能减弱，故老年人容易出现冬天怕冷，夏天怕热的现象。

运动系统方面　老年人的骨质由增重转为减轻，其特点是长骨和扁骨内面逐步吸收，而在其外有较缓慢的新骨生成，骨质中骨胶元和蛋白减少，骨质疏松，因而骨的弹性减弱，骨质较脆，稍受外力，容易发生骨折。同时，人步入老年以后由于椎骨和椎间盘的退变和萎缩，整个脊柱会变短，造成身高普遍下降，有的还会出现驼背。此外，老年人的皮肤弹性降低，皮脂腺分泌减少，皮肤细胞的水份减少，所以老年人皮肤一般都较干燥、粗糙、皱纹明显增多，同时由于皮肤细胞新陈代谢功能减弱，细胞内的代谢产物不能及时全部排除或难以排泄，沉积于细胞内，形成“老年斑”。

从以上可以看出，人体的变老是一种生理现象，是不可抗拒的自然规律。但是也绝不等于说，人到中老年以后，就应消极等待，任其衰亡，恰恰相反，认识以上的生理变化及其特点，正是为了正视它，并积极采取相应的各种有效的养生保健措施来增强体质，延缓衰老，使自己的晚年始终能保持有一个健康的心身，使生活丰富多彩，从而愉快地度过人生旅途中最后的美好时期。当然，养生保健，强身健体，延年益寿的方法很多，诸如各种体育运动、太极拳（剑）、气功、健身操、交谊舞、音乐、美术、书法和中医中药等等，其中，中医养生保健中的推拿保健，便是从古代一直流传下来的有几千年历史，而又行之有效的方法之一，它对中老年人尤其适用。

二、病理特点

中老年人因其组织结构的变化，器官功能的障碍，身体抵抗力的减弱，活动能力的下降以及协同功能的散失等原因，导致中老年病的病理特点有：

对症状的敏感性反应减低，故而症状不典型、不明显。

常为多病发生，难以用一种疾病来解释，给诊断带来困难。

急性病易发生意识障碍和精神异常，有的以突然昏迷为主。

易发生水和电解质紊乱。

易发生并发症。

易发生药物毒性反应。

恢复缓慢，易留后遗症，故多采取康复措施。

中医关于中老年疾病的病理特点认识，概括起来为：

诸病同兼，其势缠绵。

本虚表实，虚实相夹。

阴阳失调，易生突变。

脾胃虚弱，肝肾常亏。

第四节　推拿保健的作用原理

推拿是在意识和精神的支配与控制下，通过手法刺激体表穴位或部位，产生作用后激起机体产生相应的感应（得气感），进而激发经气，使经脉通畅，气血运行，达到“平衡阴阳，调整机能”的目的。长期以来，前人在总结实践经验中，对推拿的作用原理作过很多的阐述。近代人们又运用现代科学手段，结合现代医学知识对推拿的作用原理进行了广泛的临床观察和实验研究，取得可喜的成绩。

一、中医对推拿作用的认识

中医认为人的生命活动全依赖于“气”，所以“气”是维持人的生命活动最基本的“物质”和“动力”，气依附于血，通过经络运行于全身，内灌五脏六腑，外养四肢百骸，维持着人体的正常生理活动，保持着阴阳的相对平衡及人体正常功能。而阴阳平衡的失调或其中某一方面出现偏盛或偏衰是损害身体健康，产生疾病的最根本的原因，所以《内经》有“阴平阳秘，精神乃治，阴阳离诀，精神乃绝”的论述。故此，我们养生推拿保健和治疗的基本原则是调整阴阳，使之保持或恢复平衡，这样才能使机体的生理活动保持协调、正常，进而使我们机体处于良好状态。

阴阳的变化消长从中医看来是人生长、发育的一种运动状态和规律，在这个运动状态中它们始终要处在一种相对平衡的状态下，运转不已，生息不止。一旦阴阳平衡被打破，人体就产生疾病或不适。

阴阳的失调在人体各个方面都可以表现出来，如脏腑经络、气血筋骨等之间相互协调关系的失调、气血的表里出入和升降运动的失调、四肢关节活动的失调等等。推拿保健就是通过手法对穴位或部位的按摩、对经络的按摩以及运动肢体，产生疏通经络、开达抑遏、促进气血运行、调整脏腑功能、濡养筋骨皮肉的作用，同时通过经络系统影响内脏及全身活动进而起到祛风散寒，通利祛湿，行气消肿，活血化瘀，舒筋壮骨，解痉止痛，松解粘连，整复错位，通经活络，消积导滞，健脾和胃，补虚泻实，消除疲劳，延年益寿等功效。

二、现代医学对推拿保健作用原理的认识

近代人们通过大量的科学研究和实验观察（结合临床实验观察）证明，推拿（含推拿保健）通过手法的作用，对机体局部产生物理学和生物学效应，进而对全身各系统产生一定的影响。推拿对各系统的功能分别可以起到调节、促进、改善、增强、提高等各种不同的功效，并且以此来解释推拿（含推拿保健）实践应用的作用原理。

（一）对皮肤的作用

手法操作可以促进局部皮肤：

1. 微循环加快
2. 营养供给及血流量加快
3. 温度升高
4. 毛细血管扩张，血液和体液的循环加快
5. 衰老的上皮细胞的有效清除
6. 上皮细胞衰老过程的延缓
7. 皮肤呼吸的改善，有利于皮肤的新陈代谢
8. 皮脂腺和汗腺的分泌，皮下脂肪的消耗

以上各种作用共同协调使皮肤能保持有较好的光洁、润泽和皮肤的弹性。同时还可以使局部皮肤组织的氧需要量、氮和二氧化碳的排泄量增加，引起部分细胞蛋白质分解，产生组织胺和类组织胺物质，从而使面部的皱纹舒展、变浅甚至消失，起到护肤美容的目的。

（二）对运动器官的作用

手法对运动器官的作用主要是增强软组织的营养供给，改善软组织的功能，通过促进血液循环来改善骨骼的营养，从而起到强筋健骨的作用。主要表现有：

1. 增强肌肉、韧带和关节囊的张力、弹性，防止肌肉的萎缩、痉挛、粘连等。

2. 促进血液和体液的循环，使水肿、血肿和其他的代谢产物吸收或排泄。

3. 增强血流量，改善软组织缺血缺氧状态和增加对其营养物质的供给，有助于局部损伤组织的修复和功能重建，防止关节粘连，促进关节功能的恢复。

（三）对神经系统的作用

推拿对神经系统的作用主要表现在：

1. 增加脑血流量，改善脑部的供血，防治脑供血不足而产生的各种老年病。

2. 调整大脑皮层的兴奋与抑制过程，解除大脑的疲劳和紧张。

3. 调整脊髓节段的神经反射和植物神经功能，引起相关组织和脏器功能的改变。

（四）对循环系统的作用

手法对循环系统的作用是较为直接明显的，这也是推拿之所以能够治疗心血管系统疾病的机理。主要表现在：

1. 促进血液和体液的循环，调节全身血液和体液的循环系统的功能。

2. 改善末梢循环，促进微循环，进而使脏器组织得到充分营养。

3. 增加微循环可使周围毛细血管扩张，降低循环阻力，促进静脉和淋巴回流。

4. 改善心肌供血而又不增加心脏的耗氧量，可以节省心肌能量消耗，提高血管机能并减少心脏负担。

(五) 对消化系统作用

手法对消化系统的作用主要是促进胃液、胃蛋白酶的分泌，增强或抑制胃肠的蠕动。例如：

1. 促进胃的张力，排空和蠕动，以及大小肠的运动。

2. 对胃肠的运动有双向调节作用，因而对其功能有很好的调节。

3. 对胃液，胃酶的分泌的促进作用，从而增强消化吸收功能。

4. 能促进胰腺分泌；促进胆囊的收缩和排泄，抑制胆囊括约肌的痉挛，增强消化系统功能并有效预防胆囊和胰腺的病变。

(六) 对血液成分的影响

手法在穴位上操作后，对血液成分有较为明显的影响，主要表现为：

1. 可使白细胞增加，红细胞总数增加较明显。

2. 明显增加白细胞吞噬菌指数。

3. 能使淋巴细胞比例增加。

4. 使氮和二氧化碳的排泄量相应增加，并有促进造血的功能。

(七) 对机体的镇痛作用

手法刺激机体的穴位和部位以后，通过神经的传导、应激反应和血液、体液的循环可对机体。

1. 阻滞神经的传导产生镇痛作用。

2. 诱导感应产生痛觉转移而起到止痛的作用。

3. 提高局部的痛阈而直接起到良好的止痛作用。

4. 使血液中的致痛物质（单胺类物质）和镇痛物质（吗啡样物质）的含量改变并使致痛物通过血液和体液循环加快而排除体外，产生止痛作用。

5. 通过扩张血管增加血液循环，使血管通畅，血流加快而起到中医所说的“疏通经络、活血止痛作用”。即“痛则不通，通则不痛。”

（八）对呼吸系统的作用

主要表现在：

1. 增强肺活量，使气道阻力降低，改善呼吸。

2. 改善呼吸道的通气和换气功能，提高肺功能，改善呼吸。

（九）对机体免疫能力的作用

主要表现在：

1. 对内脏、神经系统的调节，增强机体功能，提高机体的素质。

2. 改善血液成分特别使血中球蛋白的含量增加，使机体的抗病能力增加。

3. 提高肝糖元的动用力，为机体各种伤病生理措施提供更多能量。

4. 增加机体核糖核酸对机体特异性抵抗力的生成和增高有良好的影响。

5. 提高免疫功能，使 NK 细胞增加，有助于抑制肿瘤细胞的生长。

总之，推拿可全面提高机体的防御机能、提高人体的免疫功能，增强体质。

第二章　推拿保健手法

第一节　概述

手法是以手或肢体的其他部位（亦可借助于器械），在意念和精神的支配与控制下，按照特定的技巧动作，在身体穴位和部位上进行各种不同操作的方法。通过这种方法来改善机体的生理、病理过程而达到防治疾病的目的。它是推拿保健的主要手段，因此对手法的熟练掌握与运用，直接影响着推拿保健的效果，所以我们必须重视对手法的学习。

要想有一个较熟练的手法，就必须要经过一段时间的刻苦学习和练习才能达到。而一个好的手法，必须要达到"持久有神，节律有序，刚柔有度，深透有应"的基本要求。只有这样，手法在实际运用中才能做到"得心应手、变换自如"。然后在实践中不断的提高，方能使手法逐步达到"意到、气到、力到"的较高水平，充分发挥手法的有效作用，有效实现对生理、病理过程的调节、调整，达到防治疾病的目的，取得理想的保健效果。

第二节　常用手法

一、推法

用指、掌或肘后鹰嘴突起部着力于一定的穴位或部位，缓缓

的做单一方向的直线运动的一种手法，叫推法。(图2－1)

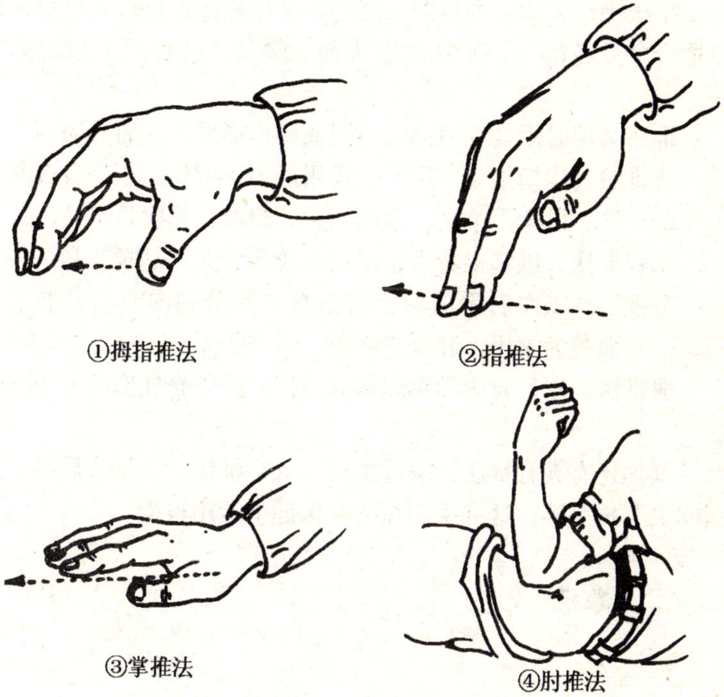

图2－1　推法

【动作要领】

1. 自然呼吸，不可屏气。

2. 沉肩垂肘，肘关节屈曲，腕关节背伸（掌推）、微悬屈或伸直（指推）、肘屈曲（肘推）。

3. 着力部位紧贴皮肤，做缓慢的直线推动，用力均匀一致，千万注意不可耸肩、左右滑动和速度忽快忽慢及用力下压。

【按语】

本法能理顺经脉，行气活血，增强肌肉兴奋性，促进局部循环。

推法操作灵活，力量能大能小，其接触面积也可大可小，所以适合全身各部位，尤其是以头面、腰背、胸腹及下肢较为常用。

推法运用时因其着力部位不同或操作形式之异而分为：

指推法（以拇指为常用）　运用最多，可作用于全身各部。

掌推法　以全手掌推，多用于胸、腹部，其次是下肢。

掌根推法　以掌根着力，运用也较多，尤其是腰背和下肢。

分推法　以左右手的两个拇指自中间分别向左右、上下推动，以头面最为常用，其次为胸腹。

肘推法　以尺骨鹰嘴突起部着力，只用于脊柱部两侧与腰骶部。

其他还有夹脊推法，拳背推法，八字推法，合推，旋推，屈指间关节推等等，这些手法在推拿保健中运用很少。

二、拿法

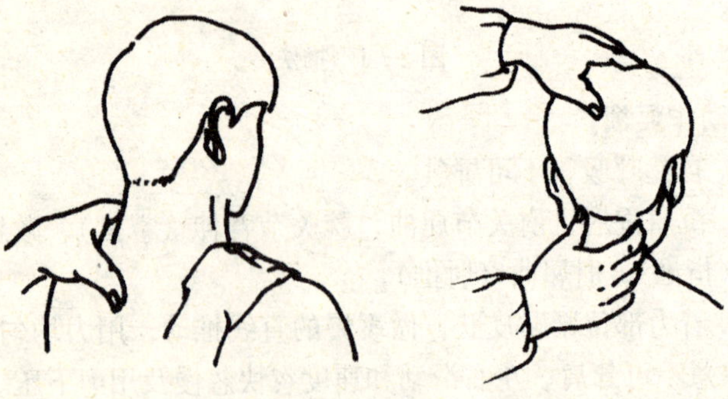

图2－2　拿法

用拇指与其他手指指面为着力部，对称用力，拿取一定穴位或部位的手法称为拿法。(图 2－2)

【动作要领】

1. 沉肩垂肘，悬腕，以腕关节与掌指关节的协调活动为主，操作要和缓、有节律。

2. 拿取的穴位或部位要准确，用力要稳实，由轻渐重，不可突然用力或屏气发力。

【按语】

本法能开窍止痛，解除痉挛，舒筋活络。

拿法操作简单，但运用广泛，全身各部均可运用。主要运用于对穴位的拿取，亦可用于对某一部位的拿取。

拿法的刺激力一般较强，所以常做急救手法运用，对于昏迷的复苏作用较为明显。

拿法在运用时很少单独使用，多数是结合其他手法同时操作或交替操作，组成复合手法，如拿捏、拿揉等。

三、按法

以手指或掌或肢体其他部位为着力部，逐渐用力，按而留之的一种手法。(图 2－3)

【动作要领】

1. 沉肩垂肘，呼吸自然，不可屏气。

2. 逐渐用力，深按留之，不可突然用蛮力。

3. 按取的部位或穴位，应准确并保持不动。

【按语】

本法能诱导止痛，解痉散结，矫正畸形。

按法操作简单、方便，且力量和接触面可大可小，运用也较为广泛，全身各部都可使用，尤以穴位的按取最为多用。

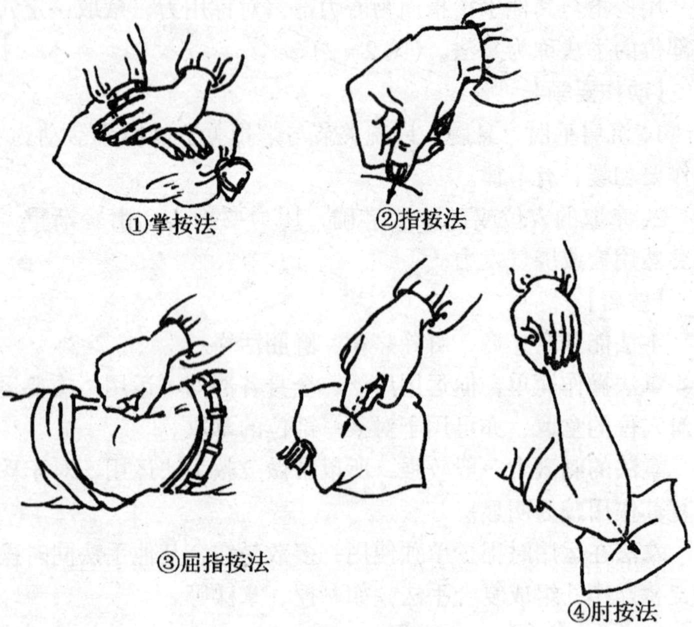

图 2－3　按法

按法在具体运用时单独使用较多，但按后多辅以揉法，以缓解按法对局部刺激所产生的一些副作用。按法又多与其他手法结合组成复合手法，运用更为广泛，如按揉、按摩、推按等等。

按法因其操作时的着力部位不同而多分为指按（拇指或中指)、掌按、指峰按（拇指)、屈指按、肘按等。其中指按、掌按、鱼际按（大鱼际）在推拿保健中运用最多，其他如肘按、叠掌按、掌根双错按等较为少用。

四、摩法

用手掌掌面或食、中、无名三指指面，或拇指指面为着力

部，轻轻的附着于一定部位或穴位，做环行有节律地抚摩的一种手法称为摩法。(图 2-4)

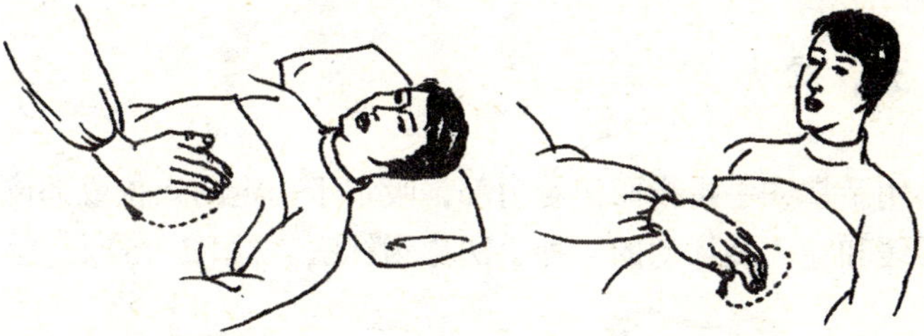

图 2-4 摩法

【动作要领】

1. 沉肩垂肘，上肢放松，呼吸自然且均匀。

2. 用力平稳，着实、均匀、柔和、轻快，不可用力下压，更不可滞着。

【按语】

本法能理气和中，消积导滞，调节胃肠蠕动，同时还有散结消肿，止痛活血之功效。

摩法的刺激力轻柔和缓，可用于全身各部，尤其是头面部及胸腹部最为常用，是美容法的主要手法之一，也是腹部保健的首选手法。其在操作中传统观点认为：顺时针方向摩为泻，逆时针方向摩为补。

摩法在运用中常使用介质（即住操作部位局部先涂上一种物质，如药膏、药水、粉剂、霜剂、乳剂等），然后再在局部进行摩法操作，其目的在于增强手法的作用效果，还可以保护皮肤，免受操作而致伤痛。在古时称为“膏摩”。

摩法因其在操作时着力部位不同可分为指摩法（拇指或食、中、环三指），鱼际摩法（大鱼际）和掌摩法三种，其中，指摩与鱼际摩法常用于头面部，掌摩法则多用于腹部，胸部往往用指摩法。其他部位少用。如用于四肢消肿止痛常用鱼际摩法或拇指摩法。

五、揉法

用手掌或手指指面作着力部，吸定于一定的穴位或部位，做轻柔缓和地回旋揉动的一种手法称为揉法。(图2－5)

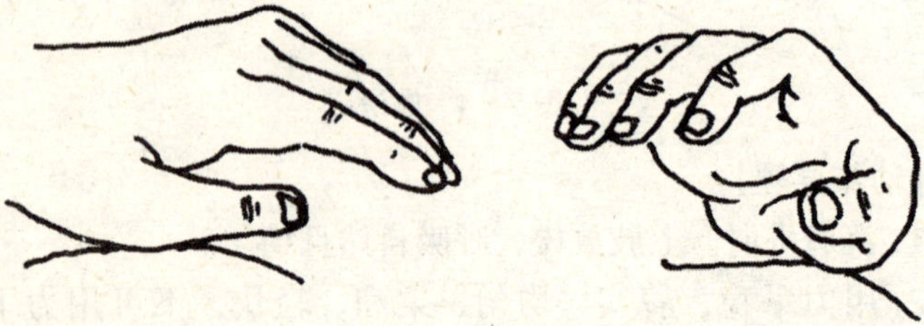

图2－5 揉法

【动作要领】

1. 沉肩垂肘，上肢放松，置于身体前侧，腕部放松，手指自然伸开，前臂摆动带动腕部或指连同皮下组织一起做回旋转动(尽量使揉动呈园形)。

2. 呼吸自然均匀，不能屏气和用力下压，揉动的穴位和部位更要固定不移，不能滑动，偏移，在操作时若要移动部位则应缓慢，切不可随揉动而快速移动部位。

【按语】

本法能宣通气血，温中理气，消积导滞，缓解痉挛。

揉法在运用中其接触面能大能小，刺激力能强能弱，且又对局部组织的刺激较为柔和，深透力较强，所以本法最为常用。可用于全身各部位，尤其是头面、腰背、胸腹和四肢关节部的穴位。本法是推拿保健的主要手法之一。

揉法在操作中和摩法一样，传统的认识是顺时针方向揉为泻，逆时针方向揉为补。

揉法因操作时着力部不同分为：指揉法（拇指或食、中、环三指）、掌揉法、鱼际揉（大、小鱼际）法等。在具体操作中揉法根据需要常有按揉、拿揉、揉捏等复合手法。作为缓解手法的刺激，揉法常又用在点法、拿法、压法等较为强刺激力的手法后，起缓解手法强刺激而造成不适反应的作用。

揉法与摩法在操作形态和动作形式上看几乎相同，其实两者之间有着本质的区别，最根本的不同之处在于：揉法是带动皮肤与皮下组织一起做回旋揉动，而摩法是不带动皮肤与皮下组织，只在皮肤表面上做环行的抚摩。

六、擦法

用手掌掌面或大、小鱼际部为着力点，在一定部位作直线往返摩擦的一种手法称为擦法。

【动作要领】

1. 沉肩垂肘，肘关节屈曲，腕部伸直。

2. 呼吸自然，绝不可屏气。

3. 着力部位要依附于肌肤上，做稳实、均匀、连续的直线往返摩擦，切勿用力下按或按压，也不能在擦的过程中时时偏歪滑动。

【按语】

本法能温经通络，祛风散寒，活血散结。同时具有促进局部血液循环，增强机体微循环的作用。本法对风湿疼痛效果最为明显。

擦法是较为常用的手法，适用于全身各部，尤其以面部、腰骶部及四肢部最为常用。其操作简单，易于掌握，但要使该手法充分发挥其效用。就必须注意以下四点：上肢放松：呼吸自然：擦的部位要始终如一：擦的速度要先缓慢，然后逐渐加快。

擦法常因其着力部位不同分为全掌擦法、大、小鱼际擦法、指面擦法。其中全掌擦法和小鱼际擦法应用最多。擦法在运用中，也常借用介质

七、拍法

用虚掌或借用拍子（特制的），拍打体表一定部位的一种手法称为拍法。（图2－6）

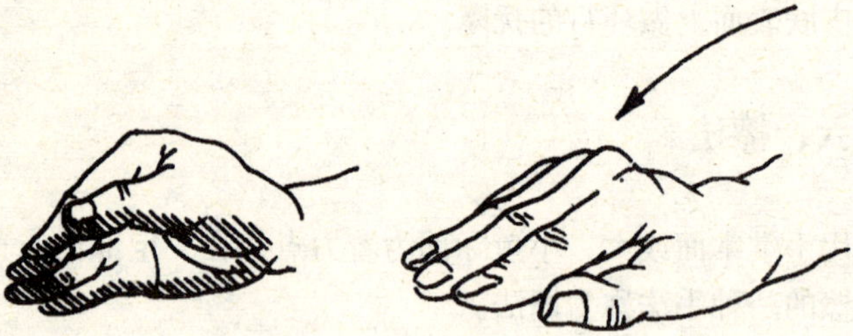

图2－6　拍法

【动作要领】

1. 沉肩垂肘，腕部放松，掌指关节微屈成虚掌，五指并拢。

2. 拍打时要平稳又有节律，拍打后迅速提起，拍打部位要准确，一致。

【按语】

本法能消除疲劳，调和气血，疏通经络。对改善局部气血运行和消除软组织疲乏有很好的作用，尤其对腰骶部酸胀、头痛头晕的缓解有较好效果。

本法刺激力较平和，操作也简单，可单手操作也可双手交替进行。但操作时必须注意一拍即起，以不使局部产生疼痛为基本

要求。本法可用于全身，但以头顶、腰骶、肩背及大腿部较为常用。

拍法操作时，用手掌拍打称为掌拍法：如借用器械如拍子拍打则称为拍打法。

八、击法

用手指、掌根、拳背或借用桑枝棒，扣击体表一定部位的一种手法称为击法。(图 2－7)

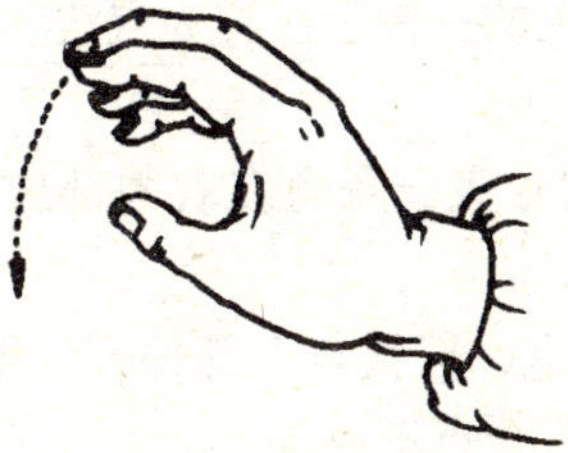

①点击法

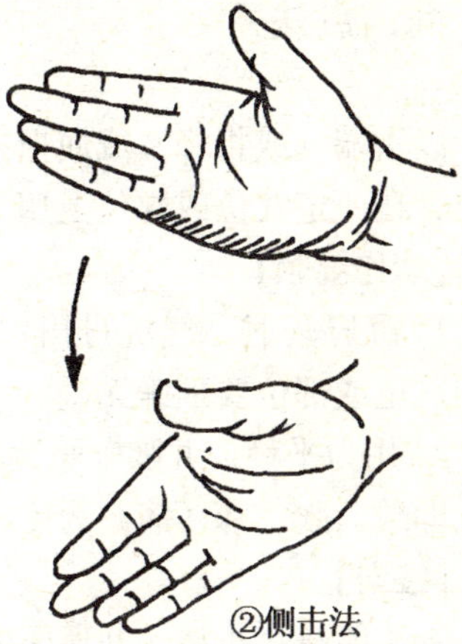

②侧击法

图 2－7　击法

【动作要领】

1. 沉肩垂肘，腕部悬屈、放松，用力平稳着实而有节律。

2. 叩击的部位要准确一致，不可偏歪或移动，叩击的力量由轻到重，逐渐增加或者根据具体情况而定。

【按语】

本法能通络止痛，疏通气血，兴奋元阳。对风湿痛与肢体麻木有较好作用。

本法操作简单，运用灵活。刺激力能强能弱，应用时可根据具体情况和需要而定，力求轻重得当。可用于除胸腹部以外的全身各个部位，尤其以头部、大椎穴、肩背、腰骶部和大腿部等部位最为常用。同时注意，体形胖瘦对击法的选用很有影响。

本法因着力部位不同和借用的器械不同又可分为点击（指端着力）、侧击（小鱼际部着力）、拳击（拳背着力）、掌根击、棒击与锤击法等等。

九、点法

以指端（或指峰）或屈拇指后用拇指指间关节突起部为着力部位，在一定穴位或部位上用力下压的一种手法称为点法。

【动作要领】

1. 沉肩垂肘，气沉丹田，自然呼吸，意念在着力部位，选取的穴位或部位要准确无误。

2. 用力平稳，并随呼吸逐渐加重，以被点击部位有“得气”感（即酸、胀、麻、痛）为度，不可久点不放。

【按语】

本法能解痉止痛，开通闭塞，调节脏腑机能。一切痛症均可用本法止痛。

本法操作简单，刺激力强，可用于全身，但主要还是运用于穴位和压痛点（即阿是穴）。历来有“点穴”之说，被人称为“以指代针”

点法在具体运用时，因其刺激力强，对局部皮肤组织的刺激较大，易引起局部组织的损伤，故不可久点不放，同时一般在点后均要辅助运用揉法，以缓解局部反应。此外点法也常与其他手法同时或先后操作运用，组成复合手法如点揉、点拨等。

十、捏法

用拇指与食、中、环三指的指腹部为着力部，捏住一定部位，将皮肉捏起，对称用力，做连续捻转挤捏的一种手法称之为捏法。(图2－8)

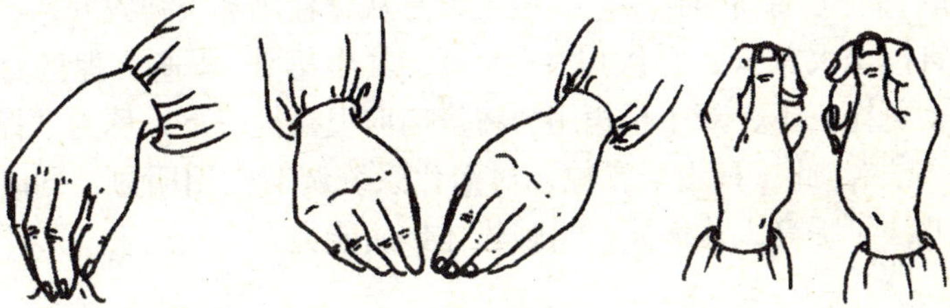

图2－8　捏法

【动作要领】

1. 沉肩垂肘，以腕关节活动带动掌指关节做连续不断、灵活轻快地捻转挤捏，但不可跳跃与间断。移动时要缓慢，不能快速移动所捏部位。

2. 用力柔和、均匀，不能死板生硬，否则会影响手法的效果。

【按语】

本法能疏通经络，行气活血，缓解痉挛，恢复疲劳，增强体质。同时可以使人体的抵抗力全面提高，亦有促进消化系统功能的作用。

捏法操作较为复杂，一般是双手同时操作，在特定情况下也可单手操作。由于捏法刺激力较为柔和而常用于颈、肩、脊柱及四肢部。尤以脊柱部和四肢部位的应用最多。在实践操作中，常与拿法结合起来同时使用，组成拿捏的复合手法。拿捏手法对因软组织过度运动而产生的疲劳反应有良好的缓解作用。

捏法用于脊柱部时一般称之为“捏脊”，是“捏脊疗法”的代表手法，其操作较为特殊，具体方法为：用拇指指面顶住皮肤，食、中二指指面前按，三指同时对称用力，提拿捻捏，双手交替缓慢的顺脊柱向前移动；或食指屈曲，以中节指骨桡侧面顶住皮肤，拇指指面前按，同时对称用力，提拿捻捏，双手交替缓慢顺脊柱方向向前移动。一般捏脊是从脊柱尾部长强穴开始，向上直捏至大椎穴，每次捏 3～5 遍，其中第 2、4 遍在捏的过程中，每捏三下，双手稍稍用力将皮肉向上猛提一下，称为“捏三提一法”。此法只用于脊柱，对消化系统调节作用明显，同时久行此法可提高人体体质，增强机体抗病能力。

十一、搓法

用双手掌面或小鱼际对称地夹住肢体或按住肢体的一定部位，相对（同时）用力，做快速的有节律地搓揉的一种手法称为搓法。（图 2－9）

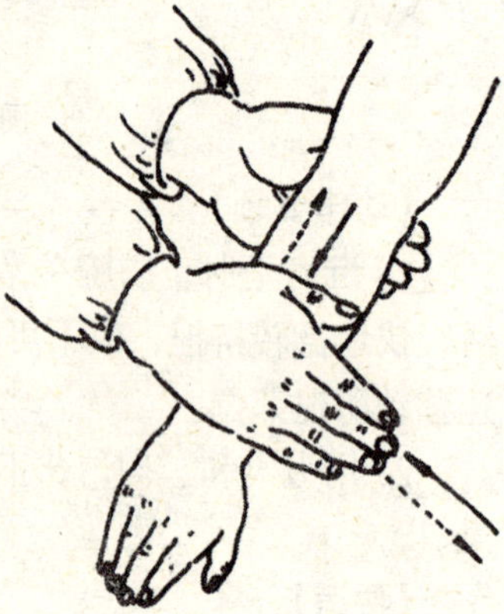

图 2－9　搓法

【动作要领】

1. 沉肩垂肘，上肢放松，呼吸自然，切忌屏气发力。

2. 掌指自然伸直，腕部放松，不要紧紧地或死板地夹住被夹部位。

3. 搓动时要轻快柔和，均匀连续。在移动时要缓慢，顺其自然而下，不可快行。

【按语】

本法能舒筋活络，调和气血，缓解肌肉痉挛。

搓法轻快柔和，常用于四肢及肩部，亦可用于胁肋部。本法在操作时术者千万不可憋气，要力求做到手法操作与呼吸配合自然、协调，以免造成“内伤”（即伤气）的副作用。

搓法在运用时，一般多在整个操作过程的后期用之，也经常作为整个操作的结束手法。

十二、梳法（疏法）

用拇、食、中、环、小指五指的指腹，或五指指背（此时五指指间关节微屈）为着力部，手指自然分开、伸直，做梳头动作的一种手法称为梳法。

【动作要领】

1. 沉肩垂肘，用力平稳，快慢适中。整个动作要轻快，切忌用力按压。

2. 在头部操作时，双手同时分别从前额一侧沿耳上梳向枕后，并依次向头顶部移动；若在乳房部操作时，则由乳根部缓慢地梳向乳头部呈扇形梳理，即在乳根部手指先分开，随着向乳头部移动逐渐将手指并拢。

【按语】

本法能醒目清神，行气活血，散结消滞。

梳法轻快柔和，最常用于头部和乳房部，亦可用于胸肋部、背部。近代亦有人用于四肢部位。由于需要不同，其操作又各具特色：在头部操作时，如用于头痛，则用指背，如用于失眠，则用指面；用于乳房部则用指端，在根部手指伸开，梳向乳头部时逐渐将手指并拢；用于胸肋部则沿肋间平行缓慢梳动。

梳法在实际操作时，一般使用在整个操作过程的中期，也可单独使用。在头部单独使用应在晨起或睡前，梳理 200 次或更多，对改善头部血液循环有很好的作用。

第三章　推拿保健常用腧穴

第一节　概述

腧穴，俗称“穴位”，又称“气穴”、“孔穴”、“骨孔”。

腧，同输，输注；穴，孔，隙。

腧穴是脏腑、经络、气血的生理功能在体表的反应，亦是脏腑、经络、气血的病理在体表的反应点。因此，腧穴在临床上不仅仅是治疗疾病的部位（尤其是针灸、推拿，是治疗疾病的主要操作部位），同时还是诊断疾病的依据之一，如阑尾炎的阑尾点，胆囊炎的胆囊点等。故此，腧穴不是孤立存在的，而是与脏腑经络有着不可分割的有机联系。

经络是人体运行气血、联络脏腑、沟通内外、贯穿上下的径路。经和络组成经络系统，它是由十二经脉，奇经八脉，十二经别，十二经筋，十二皮部，十五络脉和许多难以计数的孙络、浮络等组成。

十二经脉和奇经八脉中的任、督二脉组成十四经脉，穴位主要分布在这十四经脉上。任脉行于胸腹正中，督脉行于腰背正中；十二经脉的名称则根据脏腑、手足、阴阳而定，即手三阴经（肺、心、心包）行于上肢内侧，手三阳经（大肠、小肠、三焦）行于上肢外侧，足三阴经（脾、肝、肾）行于下肢内侧，足三阳经（胆、胃、膀胱）行于下肢外侧。其行走规律为；手三阴从胸走手（在交手三阳经），手三阳从手走头（在头交足三阳经），足三阳从头走足（在足交足三阴经），足三阴从足走胸（在胸交手三阴经）。故阴经在胸中交接，而阳经则在头部交接，阴阳经交于四肢末端，所以古人有“头与诸阳之会”之说。

人体的腧穴很多，约有千余个，总共分为三大类：即十四经穴（十二经脉和任、督二脉上的穴位）；经外奇穴（不在十四经穴之内的穴位）；阿是穴（即以痛为腧的压痛点）。每个穴位均能治疗该穴所在部位及邻近组织、器官、脏腑经络的病症；十四经穴还能治疗本经循行所及的远隔部位的组织、器官、脏腑、经络的病症；此外，有些穴位还具有特殊的治疗作用，如少泽穴通乳，四缝穴治疗疳积等等。我们介绍的腧穴主要属于十四经穴和经外奇穴，阿是穴随痛点而取，故不专门介绍。

作为推拿保健重要内容的腧穴，我们主要着重于介绍其位置所在和主要治疗作用及其具体的用法，至于其他内容，则不列入其中。

首先掌握每个穴位的精确位置，是最重要的，因为正确选准穴位直接影响到保健或治疗的效果，也是取得满意效果的保证。

要正确选取穴位，必须先掌握取穴的方法，即常用的腧穴定位法。

一、常用腧穴定位法

（一）解剖标志定位法

解剖标志定位法又称自然取穴法，是以人体的解剖标志为定位取穴的依据。常可作为标志的是骨的突起部，如胸骨柄、肩峰等；五官、乳头、脐、指甲附近；肌肉、肌腱的皱纹处等。其中有固定不变，不受活动影响的称为固定性标志（如脐、胸骨柄等）；有采取不同姿势或体位才可出现的为活动性标志（如屈肘后出现的肘纹，上臂贴胸出现的肩后皱纹等）。以上两种标志相互补充，相辅为用。

（二）骨度分寸定位法

骨度分寸定位法是依据人体的解剖标志，并将其间的长度按比例划分尺寸，对腧穴进行定位取穴的方法。此法对离解剖标志很远的穴位进行定位时较为常用，人体各部分的主要骨度分寸为（图 3－1）：

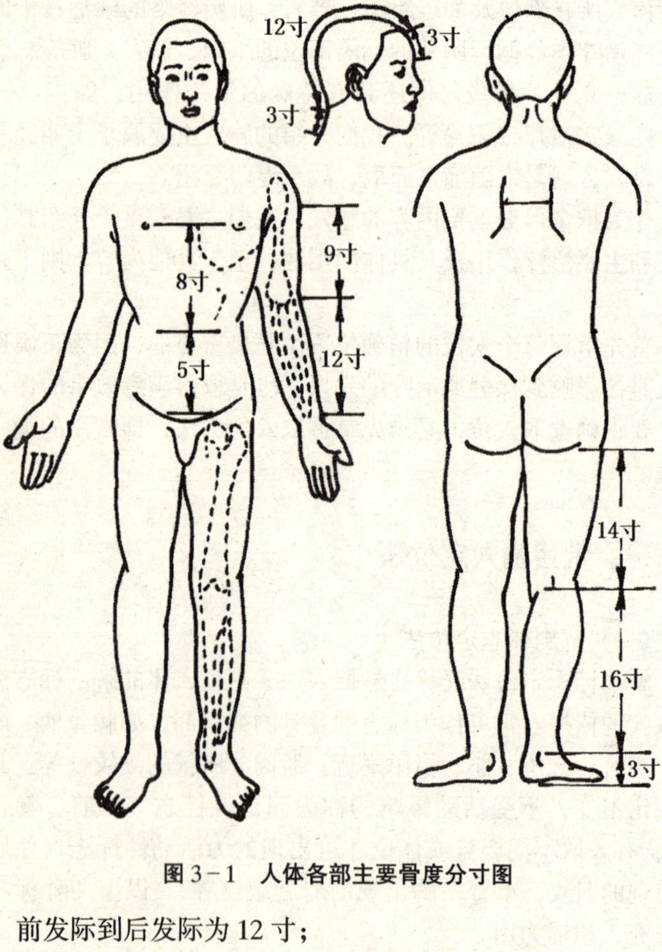

图 3－1　人体各部主要骨度分寸图

前发际到后发际为 12 寸；

两耳后乳突间为 9 寸；
天突到剑突为 9 寸；
剑突到脐为 8 寸；
脐到耻骨联合为 5 寸：
两乳头间为 8 寸；
两肩胛骨脊柱缘间为 6 寸；
脊柱以脊椎数之（平肩胛骨下缘为第七胸椎等）；
腋前皱纹到肘横纹为 9 寸：
肘横纹到腕横纹为 12 寸；
股骨大转子到腘横纹为 19 寸；
耻骨联合上缘到剑突下 13 寸；
臀横纹到腘横纹 14 寸；
胫骨内髁到内踝尖 13 寸；
髌骨下缘到外踝尖 16 寸；
内踝尖到足底为 3 寸。

（三）手指划分法

根据骨度分寸，对所取穴位所在部位通过目测，用手指把其间距离的长度分为若干等份（2 等份，3 等份，5 等份等），然后按穴位在何等份中来取穴。此法较为常用，但准确性差。

（四）手指同身寸法

手指同身寸法又称指寸法、指量法。即用自己的手指折定分寸，作为测量长度的一种方法。（图 3-2）如：

拇指背侧指间关节横纹两端的距离为 1 寸；
中节指骨两端横纹（中指）桡侧间距离为 1 寸（称中指同身寸）；
食中两指并拢，第一指间关节处为 1.5 寸：
食指的 2、3 指骨为 2 寸；
食、中、环、小四指并拢平第一指间关节的宽度为 3 寸。

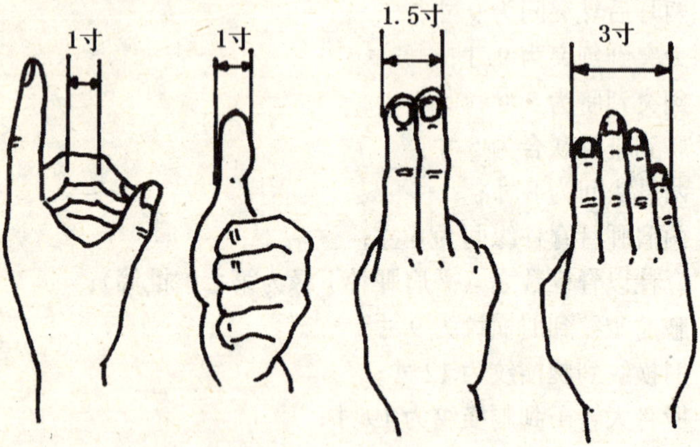

图 3-2　指寸法

二、特殊取穴法

此法又称简便取穴法，如两耳尖连线中点取百会穴：直立垂手中指尖所指为风市穴；虎口交叉食指端取列缺穴；耳尖取角孙穴；咬牙，下颌部高起处取颊车穴等。

总之，以上几种取穴法在实际应用时要相互补充，相互为用，切不可孤立地单独使用，我们在具体应用时要灵活掌握。

第二节　常用腧穴

一、头面颈项部

头面颈项部的腧穴较多，临床常用的也有几十个，这里仅就推拿保健中常用的二十个穴位进行介绍。(图 3-3)

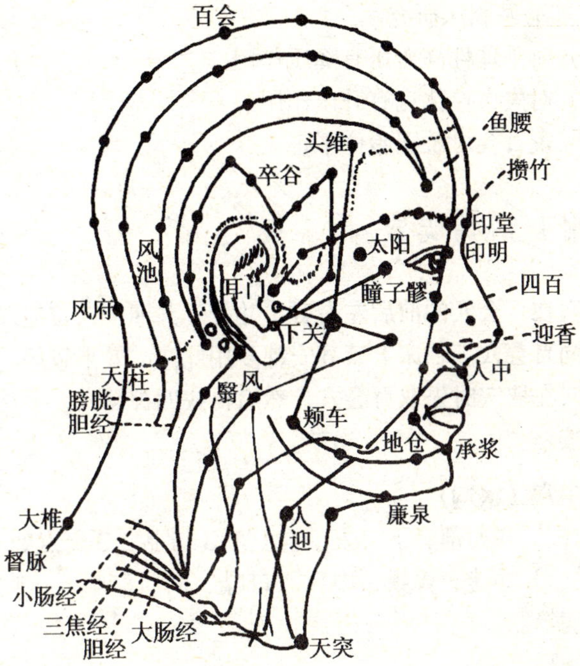

图 3－3　头面颈颈部常用腧穴（侧面观）示意图

百会穴

〔定位〕百会穴在头顶正中线上。本穴取法：两耳尖连线与头部正中线的交点，亦可取两耳尖连线的中点。

〔主治〕头痛、眩晕、健忘、失眠、半身不遂、久泻、脱肛、神经性头痛、高血压、神经衰弱等。

〔按语〕

1. 作用　开窍，复苏，升阳，固脱。

2. 手法　按法，亦可用按揉法和振法。

3. 其他方法　可用灸法，俗称“灸百会”，此法较针刺法运用为多，推拿中用按揉法或振法可代替，但时间应要长。

4. 实验及临床研究

（1）对垂体性高血压有降压作用

（2）对失血性休克有升压作用

（3）灸百会可矫正胎位不正

〔附〕四神聪穴

本穴在百会穴的前后左右各 1 寸处。共四个穴位组成，其作用基本同百会穴。临床上镇静安神多用此穴，效果较好。

本穴在取穴时先取百会穴，然后再找四神聪穴，手法多用按揉或掌按。

人中穴（水沟）

〔定位〕在面部鼻下，人中沟上 1/3 与下 2/3 交点处。

〔主治〕昏迷、昏厥、中风、口噤、面肌痉挛、休克、止痛及糖尿病等。

〔按语〕

1. 作用　醒神，复苏，开窍，止痛等。

2. 手法　掐法或指点法。

3. 其他方法　本穴在用于面肌痉挛时可用按揉法或分抹法。

4. 临床及实验研究

（1）抗休克作用，乃本穴最为广泛的用途。

（2）对失血性休克有较好的升压作用和镇痛作用。

（3）调整呼吸，对各种原因引起的呼吸暂停有使呼吸恢复的作用。

睛明

〔定位〕在面部目内眦角稍上方凹陷处。

〔主治〕目眩、流泪、视物不明、眼睑痉挛、近视、目赤肿痛、视网膜炎及面神经麻痹。

〔按语〕

1. 作用　明目，清热，祛风，通络。

2. 手法　点法为主，次为按揉法。

3. 其他方法　可用小纸片贴之。

4. 临床及实验研究

(1) 能提高视网膜的兴奋性，对视网膜出血，视神经萎缩有较好作用。

(2) 临床有人介绍对慢性鼻炎、副鼻窦炎有一定防治作用。

攒竹

〔定位〕在面部当眉头陷中，眼眶上切迹。

〔主治〕头痛、目眩、口眼歪斜、眉棱骨痛、眼睑下垂及视网膜炎。

〔按语〕

1. 作用　通络明目，疏风清热。

2. 手法　点法，按法，按揉法。

3. 其他方法　点刺出血、刮法。

4. 临床及实验研究

(1) 对眼部及胃部手术有良好的麻醉效果。

(2) 可使心率减慢。

印堂

〔定位〕两眉头连线的中点。

〔主治〕头痛、前额痛、外感、失眠、眩晕、鼻炎、口眼歪斜、三叉神经痛、神经衰弱等。

〔按语〕

1. 作用　宁神志，祛风热。

2. 手法　推法、按法、抹法或揉法。

3．其他方法　刮法、灸法、点刺出血、扯法。

4．临床及实验研究

（1）常作为防治各种头痛病症的必选穴位。

（2）为小儿外感的四大手法之一。

（3）用于防治鼻炎，一般为先按后揉。

太阳

〔定位〕在颞部，眉梢与目外眦之间向后一横指的凹陷处。

〔主治〕头痛、偏头痛、口眼歪斜、眩晕、三叉神经痛、面神经麻痹、视神经萎缩、视网膜炎及感冒等。

〔按语〕

1．用法　通络止痛，疏风清热。

2．手法　按法、推法或按揉法。

3．其他方法　三棱针点刺出血、点法。

4．临床及实验研究

（1）本穴用于眼疾的防治，为眼保健的主穴。

（2）太阳穴为治疗头痛诸症之要穴。

（3）为目疾和外感症的常用穴。

（4）为小儿外感的四大手法之一。

瞳子髎

〔定位〕在面部目外眦旁，当眼眶外缘凹陷处。

〔主治〕目痛、羞明、视网膜炎、目翳、三叉神经痛、视神经萎缩、头痛。

〔按语〕

1．作用　祛风清热，消肿明目。

2．手法　点法、按法或点揉法、按揉法。

3．临床及实验研究

（1）对角膜炎和结膜炎有一定的疗效。

（2）对预防青少年近视有较好的效果。

（3）本穴对喉炎亦有一定的疗效。

鱼腰

〔定位〕在额部，瞳孔直上（正坐平视），眉之中点处。

〔主治〕一切目疾、头痛，近视、面神经麻痹。

〔按语〕

1. 作用　疏风明目。

2. 手法　按法、按揉法或分推法。

3. 临床及实验研究

（1）预防目疾的首选穴位

（2）预防青少年近视有较好的疗效。

（3）分推鱼腰是小儿推拿中治疗外感的四大手法之一。

四白

〔定位〕在下眼睑之下方，直视时当瞳孔的直下方，对上颌骨的眶下孔凹陷处。

〔主治〕眼睑动、口眼歪斜、目赤肿痛、头痛眩晕、视力减弱、结膜炎、面神经痉挛及麻痹、叉神经痛等。

〔按语〕

1. 作用　疏风活络，清热明目。

2. 手法　按法或按揉法。

3. 临床及实验研究：

（1）预防青少年近视的主要穴位，具有较好的效果。

（2）对鼻炎的防治有一定的效果。

迎香

〔定位〕在面部鼻翼外缘旁开0.5寸，鼻唇沟中。

〔主治〕鼻塞、副鼻窦炎、鼻衄、颜面神经麻痹、鼻炎。

〔按语〕

1. 作用　通利鼻窍，清热散风。

2. 手法　点法、揉法或按揉法。

3. 其他方法：擦法（从迎香开始沿鼻旁上擦至目内眦，古称“洗井灶”。）

4. 临床及实验研究

（1）对慢性支气管炎有较好的治疗效果。

（2）有很好的通鼻窍、止鼻涕之作用，故对预防和治疗各种外感有较好的效果。

（3）对于防治鼻炎常配合合谷穴及鼻准头两侧后上方，距正中线约0.3寸处的两阿是穴，用拿揉法。

地仓

〔定位〕在面部口角外侧旁开0.4寸，瞳孔直下交界处。

〔主治〕口斜、流涎、面肌痉挛、面神经麻痹及三叉神经痛。

〔按语〕

1. 作用　疏风行气，散寒通络。

2. 手法　常用按揉法，亦可用掐法或点法。

3. 本穴临床应用是治疗口眼歪斜的理想穴位，尤其是对流口水、张口不利等症状的治疗效果显著，常与颊车穴合用。另外本穴也是面部保健美容所常选穴位。

耳门穴

〔定位〕在耳屏上切迹的前方，张口凹陷处。

〔主治〕耳鸣耳聋、牙痛、面神经麻痹、颞颌关节痛及颞颌关节炎。

〔按语〕

1. 作用　宣通气血，开窍益聪。

2. 手法　按法和按揉法为主，亦可点法。

3. 临床及实验研究

（1）本穴对耳疾，尤其是对各种原因引起的耳鸣都有一定的治疗效果，按此穴亦可预防耳鸣。

（2）本穴与下关穴配合对下颌关节痛、咀嚼肌痉挛、下颌关节囊松弛等有较理想的防治效果。

（3）本穴对预防老年人下颌关节脱位有较好的效果。

下关穴

〔定位〕在面部耳前方，当颧弓与下颌骨切迹所围成之凹陷中。

〔主治〕耳鸣耳聋、牙痛、口眼歪斜、口噤、颞颌关节炎、三叉神经痛、面神经麻痹等。

〔按语〕

1. 作用　通利开窍，清热散风。

2. 手法　以按揉法为主，亦可推抹法或擦法。

3. 临床及实验研究

（1）本穴对下颌关节病症的防治效果尤其显著，是治疗该关节病症的必选穴位。

（2）治疗耳鸣常配合耳门穴和翳风穴。

（3）本穴对三叉神经痛亦有较好效果。多用指按法，按后加揉法。

颊车穴

〔定位〕在面部下颌角之前上方一横指（中指）凹陷中，当咀嚼时咬肌隆起处。

〔主治〕牙痛、三叉神经痛、颊肿、口噤不语、面神经麻痹、咬肌痉挛等。

〔按语〕

1. 作用　开关通络，清热疏风。

2. 手法　以按法和按揉法为主，有时亦可用擦法和抹法。

3. 临床及实验研究

(1) 对牙龈肿痛和颞颌关节痛，常选用本穴，临床治疗效果较为显著。

(2) 针刺本穴组织学检查可见甲状腺机能低下，所以对甲亢患者有一定效果。

(3) 坚持长期按揉本穴有固齿作用。

(4) 常擦本穴可预防颞颌关节松弛和颞颌关节炎。

(5) 本穴对三叉神经痛有较好的效果，是治疗该病的首选穴位之一。

人迎穴

〔定位〕在颈部喉结旁 1.5 寸，当胸锁乳突肌前缘。

〔主治〕咽喉肿痛、急慢性咽炎、喉炎、气喘、甲亢及高血压。

〔按语〕

1. 作用　清热平喘，行气散瘀。

2. 手法　以拿揉法或按揉法为主。

3. 临床及实验研究

(1) 对咽喉部的疾患有一定的疗效。

(2) 针刺可使心率减慢。

(3) 针刺对血压影响较为明显，对各种高血压、甲亢等有较好的降压作用，尤其对收缩压影响明显。

(4) 按揉本穴临床观察，对颈椎病引起的头晕、头痛及颈肩痛均有一定的效果，特别是因咽喉感染所导致的颈椎病效果更为明显。

天突穴

〔定位〕在颈项部前正中线上，胸骨上窝正中当胸骨切迹上缘 0.5 寸凹陷中。

〔主治〕咳嗽、气喘、咽喉肿痛、音哑、胸闷、呃逆、支气管炎等。

〔按语〕

1. 作用　化痰止咳，降逆平喘，清咽利喉。

2. 手法　点法为主，也可用按揉法。

3. 临床及实验研究

(1) 文献记载本穴为祛痰急救之要穴，对痰壅之咳喘，胃气上逆之呕吐疗效较佳，以点法或针刺之。

(2) 对支气管哮喘有缓解支气管痉挛，改善气道阻力等作用。

(3) 对免疫细胞有调整作用。

天柱穴

〔定位〕在颈部斜方肌外缘之后发际凹陷中，约当发际正中旁开 1.3 寸处。

〔主治〕头痛、项强、落枕、肩背痛、鼻塞、目疾、咽喉肿痛。

〔按语〕

1. 作用　清头目，安神志，舒经络。

2. 手法　按揉法，亦可用按法和拿法。

3. 临床及实验研究

(1) 本穴对支气管哮喘患者能缓解支气管痉挛，改善气道阻力。

(2) 经常按摩此穴可使头目清醒，记忆力增强。

翳风穴

〔定位〕在耳垂后颞骨乳突与颌骨之间凹陷处。

〔主治〕耳鸣耳聋、牙痛、面神经麻痹、口眼歪斜等症。

〔按语〕

1. 作用　通络活血，开窍益聪。

2. 手法　以按揉法为主，按法亦可。

3. 临床及实验研究

(1) 对耳部的疾患有较好的治疗效果。

(2) 对面神经麻痹及颞颌关节痛有较好的治疗效果。

(3) 对颈椎病的治疗有一定的作用。

风池穴

〔定位〕在颈后枕骨下两侧，胸锁乳突肌与斜方肌上端之间的凹陷处。

〔主治〕感冒头痛、头项强直、目疾耳鸣、失眠眩晕。

〔按语〕

1. 作用　祛风解毒，通窍活络。

2. 手法　以拿法为主，亦可用按揉法。

3. 临床及实验研究

(1) 本穴无论风寒风热感冒均可选用。

(2) 无论何种原因引起的头痛、眩晕均可选用。

(3) 本穴对胃液有调整作用，可使胃酸及胃蛋白酶高者降低、低者升高。

风府穴

〔定位〕在颈后入发际正中直上 1 寸，枕骨粗隆下凹陷中。

〔主治〕感冒、眩晕、头项强直、半身不遂、神经性头痛、高血压等。

〔按语〕

1. 作用　祛风醒脑，开窍宁神。

2. 手法　以按法为主，亦可用点法或按揉法。

3. 临床及实验研究

(1) 本穴善治外感头痛。

（2）本穴对治疗颈椎病有较好疗效，尤其是对颈椎病引起的头痛眩晕等症。

（3）对垂体性高血压有降压作用。

（4）对胃酸及胃蛋白酶有双向调节作用。

附：桥弓穴

〔定位〕在耳后翳风到锁骨上窝成一直线。

〔主治〕

头晕目眩、头痛、高血压。

〔按语〕

1. 作用　平肝潜阳，活血通络。

2. 手法　用推法。

3. 临床及实验研究：本穴是治疗高血压的要穴。对各种高血压有较好的降压作用。

二、胸腹部

胸腹部穴位较多，临床运用多治疗内脏疾病，其对提高机体的抗病能力、免疫能力也有一定的作用和效果。现就常用的十三个穴位进行介绍。（图 3－4）

中府穴

〔定位〕在胸部上方，去任脉 6 寸，平第一肋间隙。

〔主治〕咳嗽、气喘、胸痛、支气管炎、肋间神经痛。

〔按语〕

1. 作用　清宣肺气，止咳化痰。

2. 手法　以按法或按揉法为主，亦可用点法。

3. 临床及实验研究

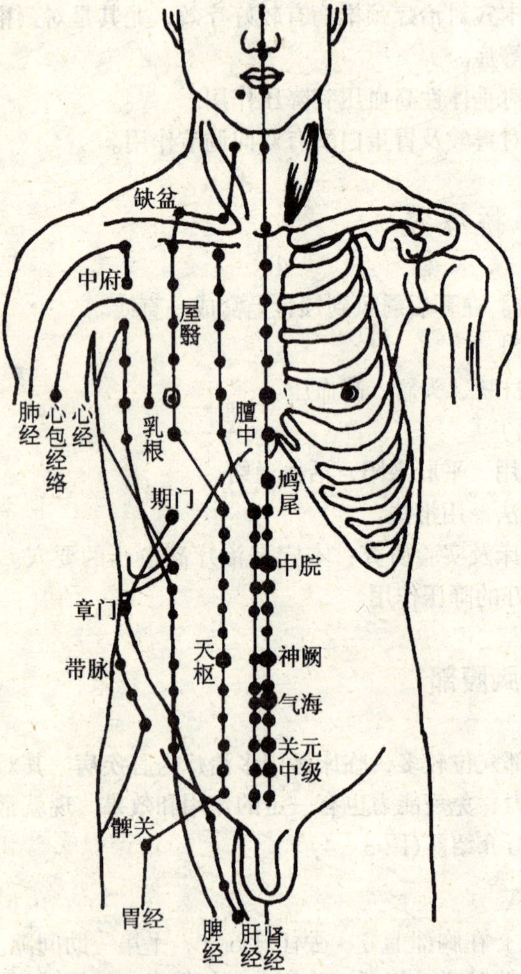

图 3-4　胸腹部常用腧穴（正面观）示意图

（1）本穴一般用于较为明显的胸痛，尤其是因肋间神经引起的胸痛，止痛效果最为显著。

（2）本穴能缓解支气管平滑肌的痉挛，改善肺的通气量，故对气喘、哮喘患者能使其症状得到缓解。

膻中穴

〔定位〕在胸前部正中线上，两乳头连线的中点。平第四肋间隙处。

〔主治〕胸痛、胸闷、心悸、心烦、咳嗽。

〔按语〕

1. 作用　宽胸理气，清肺化痰。

2. 手法　以点法、按法为主，亦可用按揉，在必要的情况下用分推法。

3. 其他方法　可用艾条灸，亦可用刮法。

4. 临床及实验研究

(1) 对气滞所致的胸痛、胸闷效果较佳。

(2) 配合内关、足三里治疗冠心病、心绞痛效果显著。

(3) 艾灸本穴（亦可刺）可使休克病人的血压明显上升。

(4) 配天突、内关可治疗支气管哮喘。

(5) 配乳根、足三里可治乳汁过少。

鸠尾穴

〔定位〕在上腹部前正中线上，当胸骨剑突下凹陷处。

〔主治〕胸痛、胸闷、心悸、呃逆、喘咳、支气管炎。

〔按语〕

1. 作用　和胃降逆，化痰平喘，宁心安神

2. 手法　以按揉法为主，亦可用中指点。

3. 其他方法　可用艾条灸之，亦可用刮痧法。

4. 临床及实验研究

(1) 治疗胃气上逆之胃痛、腹胀、胸痛等症效果较好。

(2) 对血压有调节作用。

(3) 民间常用刮痧法治疗中暑和痧症。

中脘穴

〔定位〕在上腹部前正中线上，脐上 4 寸处，即剑突下至脐的连线中点。

〔主治〕胃痛、腹胀、呕吐、泄泻、纳食不振、失眠、胃下垂、高血压。

〔按语〕

1. 作用　健脾胃，助运化，补中气，安神志。

2. 手法　以按法或按揉法为主，亦可用振法或点法。

3. 其他方法　可用艾条灸之。

4. 临床及实验研究

(1) 本穴治疗消化系统疾病，无论虚实均可用之，为临床首选穴。

(2) 对胃肠的运动功能有很好的调节作用。

(3) 对胃酸和胃蛋白酶有双向调节作用。

(4) 对游离酸的分泌有很明显的抑制作用。

(5) 艾灸可增强巨噬细胞的吞噬活性。

神阙穴

〔定位〕在腹部脐中央。

〔主治〕腹痛、腹胀、泄泻、脱肛、四肢厥冷。

〔按语〕

1. 作用　益下元，调肠胃，回阳固脱。

2. 手法　以按揉、摩法为主，亦可用振法

3. 其他方法　可用艾条灸和膏药贴之。

4. 临床及实验研究

(1) 对于中气虚陷所致的疾病如脱肛、久泻、胃下垂等均有较好的治疗效果。

(2) 作为保健对脾胃功能有较好调节作用。

(3) 振脐可提高机体的体质和抗病能力。

气海穴

〔定位〕在腹下部，脐下1.5寸，前正中线上。

〔主治〕腹痛、腹胀、腹泻、完谷不化、月经不调。

〔按语〕

1. 作用　理气，益肾，固精。

2. 手法　以按法和按揉为主，亦可用点法。

3. 其他方法　可用艾条灸或隔姜灸法。

4. 临床及实验研究

(1) 对于因气滞和胃肠气不畅所致的腹胀、腹痛效果较佳。

(2) 对肾炎病人可使高血压降低，尿蛋白减少。

(3) 隔姜灸对精子缺乏症有治疗效果。

(4) 可提高机体的免疫能力。

关元穴

〔定位〕在腹下部，前正中线上，脐下3寸处。

〔主治〕小腹疼痛、泄泻、脱肛、尿频尿闭、阳痿、遗精、月经不调、赤白带下、盆腔炎。

〔按语〕

1. 作用　培元固本、补气益肾

2. 手法　以按法和按揉法为主，亦可用振法。

3. 其他方法　可用艾条灸或隔姜灸法。

4. 临床及实验研究

(1) 对继发性闭经，可使之出现激素撤退性行经现象。

(2) 能令膀胱收缩，内压上升。

(3) 使感染患者凝集素效价显著提高。

(4) 使肿瘤患者免疫力提高。

中极穴

〔定位〕在腹下部，前正中线上，脐下 4 寸处。

〔主治〕尿闭、尿遗、月经不调、赤白带下、遗精、盆腔炎。

〔按语〕

1. 作用　调和冲任，培元助气。

2. 手法　以按揉法为主，亦可用点法。

3. 临床及实验研究

(1) 指按中极穴对尿闭效果较好。

(2) 指点中极穴对赤白带多有很好的疗效。

(3) 中极配关元对尿闭（尿潴留）和大小便失禁、盆腔炎均有较好的效果。

天枢穴

〔定位〕在中腹部，平脐，神阙穴旁开 2 寸处。

〔主治〕腹胀、腹痛、便秘、泄泻、月经不调、急慢性肠炎。

〔按语〕

1. 作用　健脾和胃，通腑导滞。

2. 手法　以按法、按揉为主，亦可用点法。

3. 临床及实验研究

(1) 对一切消化系统的病症均有良好疗效，尤其对实症。

(2) 对肠功能有很好的调整作用，可使其功能趋向正常化。

(3) 可促使唾液分泌，增强消化功能。

期门穴

〔定位〕在胸部，为乳头直下，第 6 肋间隙，前正中线旁开 4 寸处。

〔主治〕胸满腹胀、两胁疼痛，呕逆吐酸、胃脘疼痛、肝病、胆囊炎。

〔按语〕

1. 作用　疏肝理气，活血消瘀。

2. 手法　以按揉法为主，亦可用摩法或点法。

3. 临床及实验研究

(1) 对因气滞而引起的胸闷胸痛效果较好

(2) 可使膀胱收缩，内压升高，故对尿闭有治疗效果。

(3) 对慢性肝炎，早期肝硬化有一定的效果。

章门穴

〔定位〕在腹侧部，平神阙穴，腋中线上第11肋骨游离端下缘处。

〔主治〕胁痛、腹胀、呃逆、消化不良、肋间神经痛。

〔按语〕

1. 作用　疏肝理气，活血通络。

2. 手法　以按揉法为主，或拿法。

3. 临床及实验研究

(1) 对因肝郁气滞所致的胁痛效果明显。

(2) 对因外伤所致的下胸痛有较好效果，但常与期门穴配合。

(3) 有明显的抗组织作用，用于过敏性疾病。

乳根穴

〔定位〕在胸部乳头直下平第五肋间。

〔主治〕胸痛、乳痛、乳腺增生、乳汁过少、咳嗽等。

〔按语〕

1. 作用　行气活血，消肿散结

2. 手法　以按法和按揉法为主。

3. 临床及实验研究

(1) 临床运用中，是治疗乳痛、乳汁不通及乳汁过少的常用穴。

（2）治疗乳腺增生、常配合膻中穴、关元穴等穴位。

屋翳穴

〔定位〕在第二肋间隙中，当任脉旁开4寸。

〔主治〕咳嗽、气喘、胸胁疼痛、乳痛。

〔按语〕

1. 作用　止咳平喘，理气止痛。

2. 手法　按揉法与推抹法。

3. 临床及实验研究

（1）对咳嗽气喘有较好的疗效。

（2）对胸痛及心前区痛有较好的止痛效果。

三、腰背部

腰背部的常用穴位较多，其中五脏六腑的俞穴都在腰背部，因而也比较重要与常用，同时腰背部又是督脉所通过的地方。故此，我们选择并重点介绍最为常用的十八个穴位。（图3－5）

大椎穴

〔定位〕在上背部后正中线上，第七颈椎与第一胸椎棘突间凹陷处。

〔主治〕发热、感冒、头痛、中暑、背脊强痛、支气管炎

〔按语〕

1. 作用　解表通阳，肃肺调气，镇静安神。

2. 手法　以按法、按揉法和击法为主。

3. 其他方法　可用刮痧法，亦可用灸法、拔罐或放血加拔罐法。

4. 临床及实验研究

（1）为治疗外感的主要穴位，以期解表、通阳、清热、止头

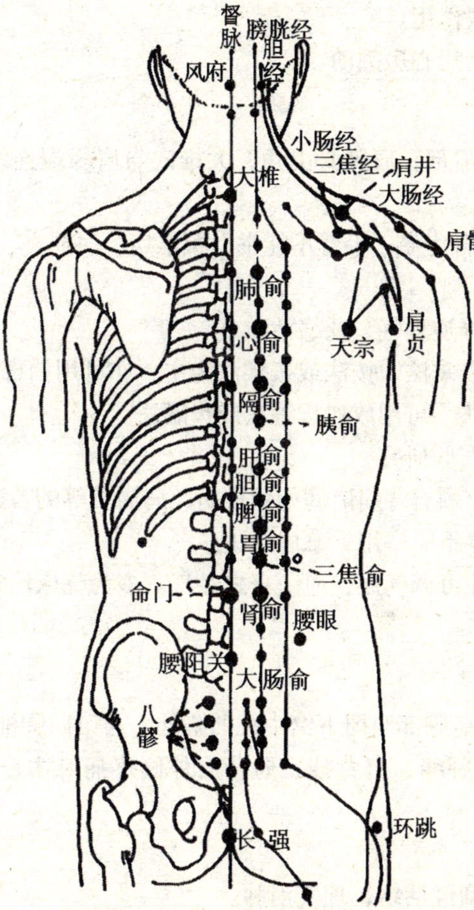

图 3－5　腰痛部常用腧穴示意图

痛。

（2）针刺可使体温下降。

（3）可使白细胞增加。

（4）可使呼吸功能增强，肺的通气量增加。

(5) 有利尿作用。

(6) 亦可治疗心房颤动。

肩井穴

〔定位〕在肩部，肩胛骨上角，大椎穴与肩峰端连线的中点处。

〔主治〕肩背疼痛，手臂不能举、颈椎病、肩周炎、气管炎。

〔按语〕

1. 作用　降逆理气，通络活血。

2. 手法　以拿法、按法或按揉法为主，亦可用拍打法。

3. 其他方法　可用放血拨罐法或拔罐法。

4. 临床及实验研究

(1) 是治疗颈肩背痛诸病如颈椎病、肩周炎等的首选穴位。

(2) 用于臂不能举用重拿肩井法。

(3) 按肩井可调气血，通一身之经气。多为临床治疗和练功结束时用。

天宗穴

〔定位〕在肩胛部当冈下窝中央凹陷处，与第四胸椎相平。

〔主治〕肩胛痛、肩背痛、肘臂后外侧疼痛麻木、胸胁满、乳腺炎。

〔按语〕

1. 作用　通经活络，理气消肿。

2. 手法　以按法和按揉法为主。

3. 临床及实验研究

(1) 对上肢后外侧麻木疼痛与小指、环指背侧麻木有较明显的治疗效果。

(2) 对乳腺增生有较好的治疗效果。

(3) 可提高免疫功能。

(4) 对胆囊有收缩作用。

肺俞穴

〔定位〕在背上部，第三胸椎棘突下凹陷旁开1.5寸。

〔主治〕咳嗽、胸闷痛、喘息、支气管炎、潮热盗汗。

〔按语〕

1. 作用　调肺气，补虚损，清虚热，和营血。

2. 手法　以按法和按揉法为主，亦可用点法。

3. 临床及实验研究

(1) 是治疗外感咳嗽气喘等症的要穴。

(2) 能解除支气管痉挛，改善气道阻力，对支气管哮喘有较好疗效。

(3) 可延缓动脉硬化，对冠状动脉粥样斑块的形成有一定的抑制作用。

心俞穴

〔定位〕在背部，当第五胸椎棘突下凹陷旁开1.5寸处。

〔主治〕胸痛、心悸、失眠、健忘、心肌炎、冠心病、心绞痛。

〔按语〕

1. 作用　行气活血，宁心安神。

2. 手法　以按法和按揉法为主，也可用点法。

3. 临床及实验研究

(1) 是治疗心血管系统疾病的要穴。

(2) 可使心率减慢，治疗心房颤动有良效。

(3) 对冠状动脉粥样硬化斑块形成有一定抑制作用。

(4) 能增强胆囊运动和排泄能力。

膈俞穴

〔定位〕在背部，第七胸椎棘突下凹陷处旁开1.5寸处。

〔主治〕胸胁痛、脊背痛、呃逆、胸闷、胃痛、呕吐、贫血。

〔按语〕

1. 作用 宽中利膈，调理气血。

2. 手法 以按法和按揉法为主。

3. 临床及实验研究

(1) 对呃逆、呕吐有较好的效果。

(2) 动物实验、观察，可使家兔的贫血状态大大提前纠正，并迅速恢复正

胰俞穴

〔定位〕在背部，当第八胸椎棘突下凹陷旁开 1.5 寸处。

〔主治〕糖尿病、胸胁痛、腹脘胀痛

〔按语〕

1. 作用 健脾助运，理气活血。

2. 手法 以按法和按揉法为主，亦可用点法。

3. 临床及实验研究

(1) 本穴是治疗糖尿病的必选穴位。

(2) 能提高胰腺功能，促进胰岛素的分泌。

肝俞穴

〔定位〕在背下部，第九胸椎棘突下凹陷旁开 1.5 寸处。

〔主治〕胸胁胀痛、肝病、胆囊炎、胆绞痛、背脊痛、肋间神经痛、通经。

〔按语〕

1. 作用 疏肝利胆，滋养肝肾。

2. 手法 以按法和按揉法为主，亦可用点法。

3. 临床及实验研究

(1) 是治疗肝病的要穴。

(2) 用于对因气滞和血淤所致的脘腹痛有较好的止痛效果。

(3) 有降低胆固醇的作用。

(4) 对血糖有调节作用，故对糖尿病有一定疗效。

(5) 可使胆道压力下降，解除奥狄氏括约肌痉挛。

胆俞穴

〔定位〕在背下部，当第十胸椎棘突下凹陷旁开 1.5 寸处。

〔主治〕肋痛、胸腹胀痛、胆囊炎、肝病、胃痉挛、胃炎。

〔按语〕

1. 作用　疏肝利胆，和胃降逆。

2. 手法　以按法或按揉为主，亦可用点法。

3. 临床及实验研究

(1) 为治疗胆病与消化系统疾病的要穴。

(2) 加强胆囊收缩，使胆道压力下降、括约肌痉挛缓解。

(3) 可使免疫功能增强。

(4) 对十二指肠溃疡患者的胃液有调整作用。

脾俞穴

〔定位〕在背下部，当第十一胸椎棘突下凹陷旁开 1.5 寸处。

〔主治〕脘腹胀痛、消化不良、呕吐、泄泻、贫血、糖尿病、胃下垂等。

〔按语〕

1. 作用　健脾益气，统血调营。

2. 手法　以按法或按揉法为主，亦可用擦法。

3. 临床及实验研究

(1) 本穴为治疗消化系统疾病的首选穴，故一切和饮食、消化有关的病症均可选用。

(2) 能使血小板增加，亦可使白细胞迅速上升。

(3) 能降低胆道压力，解除括约肌痉挛。

胃俞穴

〔定位〕在背下部，当第十二胸椎棘突下凹陷旁开1.5寸处。

〔主治〕胃脘痛、胸胁痛、消化不良、呕吐恶心、腹胀肠鸣、胃下垂等。

〔按语〕

1. 作用　健脾和胃，消积导滞。

2. 手法　以按法、按揉法为主，亦可用擦法。

3. 临床及实验研究

（1）本穴为治疗消化系统疾病的要穴，一般都是和脾俞穴同时使用，相辅相成，效果较佳。

（2）对胃肠道的运动有积极的调整作用。

（3）有增强胆囊的收缩作用。

三焦俞

〔定位〕在腰部，当第一腰椎棘突下凹陷旁开1.5寸处。

〔主治〕腹胀肠鸣、呕吐泄泻、小便不利、腰背强痛、糖尿病。

〔按语〕

1. 作用　调三焦，利水道，益元气，强腰膝。

2. 手法　以按法和按揉法为主。

3. 临床及实验研究

（1）本穴是治疗水谷运化不利、水道不通等引起的消化、泌尿功能失调诸病症的要穴。

（2）对肾和输尿管结石，本穴结合其他穴位治疗有较好的效果（针刺）。

肾俞穴

〔定位〕在腰部，当第二腰椎棘突下凹陷旁开1.5寸处。

〔主治〕肾虚、耳鸣耳聋、眩晕腰痛、阳痿遗精、月经不调、不孕症、偏瘫等。

〔按语〕

1. 作用　补益肾气，壮腰强筋。

2. 手法　以按法、按揉法为主，亦可用擦法、拍打法、振法等。

3. 其他方法　放血拔罐法或拔罐法。

4. 临床及实验研究

(1) 本穴为治疗泌尿、生殖系统疾病的要穴。也是治疗腰部损伤的必选穴位。

(2) 对膀胱的张力有调节作用，同时有利尿的功效。

(3) 对肾炎病人，可使血压降低、尿蛋白减少。

长强穴

〔定位〕在尾骨端下，当尾骨端和肛门连线的中点处。

〔主治〕腹泻、便秘、脱肛、小儿疳积、尾骶部疼痛。

〔按语〕

1. 作用　补肾健脾，通络固脱。

2. 手法　以按法和按揉法为主。

3. 其他方法　可以用羊肠线挂线。

4. 临床及实验研究

(1) 为治疗小儿脾虚厌食的要穴。

(2) 为治疗疳积的首选穴位。

(3) 治疗成人尾骶部疼痛的常用穴。

腰阳关穴

〔定位〕在腰部，后正中线上，当第四腰椎与第五腰椎棘突间的凹陷处。

〔主治〕腰骶疼痛、下肢瘫痪、月经不调、阳痿遗精、坐骨神经痛、盆腔炎。

〔按语〕

1. 作用　强腰膝，益下元。

2. 手法　以按揉法为主，也可用击法、拍打法和擦法。

3. 其他方法　艾灸法、拔罐法、放血拔罐法。

4. 临床及实验研究

(1) 本穴为治疗各种腰腿痛的要穴。

(2) 振击本穴有兴奋腰骶神经的作用。

(3) 擦本穴有使盆腔充血、循环加快的作用。

命门穴

〔定位〕在腰部，后正中线上，当第2腰椎与第3腰椎棘突间的凹陷处。

〔主治〕虚损腰痛、遗精阳痿、尿频、脱肛、月经不调、带下、慢性盆腔炎。

〔按语〕

1. 作用　补肾培元，舒筋活络，通利腰脊。

2. 手法　以按法和按揉法为主，亦可用击法、拍打法、擦法。

3. 其他方疗法　艾灸法、拔罐法。

4. 临床及实验研究

(1) 本穴是治疗一起虚损腰痛的要穴。

(2) 对男子性功能障碍、精子缺乏有一定的疗效。

(3) 能增强机体的抗病能力。

八髎穴

〔定位〕在骶部，当骶中嵴的两侧第1、2、3、4骶后孔中，分别称之为上、次、中、下髎。

〔主治〕腰骶痛、腰腿痛、大、小便不利、月经不调、盆腔炎、下肢萎痹等。

〔按语〕

1. 作用　调下焦，强腰膝，通经络。

2. 手法　以按揉法、击法为主，亦可用擦法。

3. 临床及实验研究

（1）本穴为治疗腰腿痛的要穴。

（2）是治疗妇科疾病尤其是痛经和盆腔炎的常用穴。

（3）上髎穴具有促进神经再生的作用，有助于损伤神经功能的恢复。

（4）次髎对膀胱功能有一定的影响，可使膀胱收缩。

腰眼穴

〔定位〕在腰部，当第 4 腰椎棘突下旁开约 3.5 寸凹陷处。

〔主治〕腰痛、腰肌劳损、肾下垂、糖尿病。

〔按语〕

1. 作用　壮腰，益肾，强筋。

2. 手法　以按法和按揉法为主，亦可用拍打法。

3. 其他方法　可用拔罐或梅花针放血拔罐法。

4. 临床及实验研究

（1）为治腰痛的要穴。

（2）对治疗腰臀痛或腰腿痛效果较佳。

四、上肢部

上肢部腧穴也较多，大多分布在手三阳与手三阴经脉上，左右对称。临床常用的也较多。此处，我们选择了推拿保健中常用的十二个腧穴进行介绍。(图 3-6)

肩髃穴

〔定位〕在肩部，肩峰与肱骨大结节之间凹陷中（肩峰外展

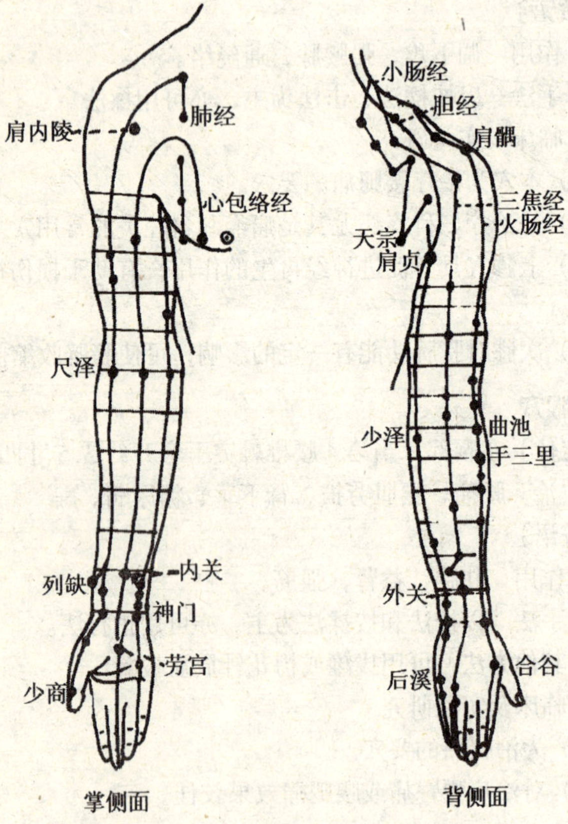

图 3-6　上肢部常用腧穴示意图

至水平位时，肩峰下的凹陷即是)。

〔主治〕上肢麻痹、肩臂疼痛、偏瘫、肩周炎。

〔按语〕

1. 作用　疏风通络，通利关节。

2. 手法　以按揉和点法为主，亦可用擦法。

3. 其他方法　亦可用灸法或拔罐、放血拔罐法及封闭。

4. 临床及实验研究

(1) 本穴是治疗上肢尤其是肩部疼痛诸病症的要穴。

(2) 本穴有良好的镇痛作用(肩痛)。

尺泽穴

〔定位〕在肘部掌侧面,当肘掌侧横纹桡侧尽头处,肱二头肌桡侧凹陷处。

〔主治〕肘臂疼痛、咳嗽、胸胁胀痛、小儿惊风、遗尿、急、慢性胃炎。

〔按语〕

1. 作用　清热散火,理气和胃。

2. 手法　以按揉法和拿法为主。

3. 临床及实验研究

(1) 本穴是治疗肘臂疼痛的常选穴,同时还可治疗肺经的一些病症如咳嗽、气喘等。

(2) 有降压作用,对高血压病人有较好效果。

(3) 有增强胆囊的收缩作用,对胆囊炎有一定疗效。

(4) 对结肠蠕动有调整作用,对大便不调有较好作用。

列缺穴

〔定位〕在前臂桡侧缘,桡骨茎突上方,腕横纹上 1.5 寸处(当两手虎口交叉,食指尽头处即是)。

〔主治〕头痛项强、口眼歪斜、感冒、咳嗽、气喘、三叉神经痛。

〔按语〕

1. 作用　疏风通络,宣肺解表。

2. 手法　以拿法和按揉法为主。

3. 临床及实验研究

(1) 本穴是治疗颈项强痛,偏正头痛以及口眼歪斜的要穴。

（2）可以缓解支气管平滑肌痉挛，改善肺通气量，降低呼吸阻力，故对气喘、百日咳有一定的治疗效果。

少商穴

〔定位〕在手拇指末节桡侧，平桡侧指甲角与指腹桡侧缘连线之中点处，距指甲角0.1寸处。

〔主治〕昏迷休克、发热咳嗽、癫狂、扁桃体炎。

〔按语〕

1. 作用　清热利咽，开窍醒神。

2. 手法　以掐法和拿法为主，亦可用按揉法。

3. 临床及实验研究

（1）本穴为急救之主要穴位，尤其是中风、中暑、昏厥、小儿惊风、昏迷等。

（2）针刺本穴有助于煤气中毒而致昏迷的人苏醒，使血中毒性血红蛋白解离。

合谷穴

〔定位〕在手背，当第一掌骨间隙之中点处（虎口上一寸）。

〔主治〕头痛、牙关紧闭、口眼歪斜、目赤肿痛、咽喉肿痛、面神经麻痹、三叉神经痛、滞产、腹痛。

〔按语〕

1. 作用　开关通窍，疏风止痛，调理肠胃，舒筋通络。

2. 手法　以拿法与按揉法为主。

3. 临床及实验研究

（1）本穴为治疗头面部诸病症的必选穴位。古人有“头面合谷收”的说法。亦为近代养生保健家们列为“四大养生保健穴位”之一。

（2）有增强机体的防病能力，对白细胞有双向调节作用。

（3）可使血小板明显增加。

(4) 对甲状腺机能有调整作用。

(5) 对血循环功能有调整作用，能降低血中胆固醇的含量和对抗肾上腺素升高血压的作用。

(6) 可增强直肠蠕动，对便秘有治疗作用。

(7) 能缓解支气管平滑肌的痉挛，对咳嗽气喘有一定的疗效。

(8) 能加强孕妇的子宫收缩，有助产作用。

曲池穴

〔定位〕在肘部的外侧，当屈肘时，肘横纹的桡侧尽端处。

〔主治〕肘痛、手臂肿痛、上肢瘫痪、流感、目赤痛、咽喉肿痛、高血压、月经不调。

〔按语〕

1. 作用　通利关节，清热疏风，调和气血，祛风散湿。

2. 手法　以拿法与按揉法为主。

3. 临床及实验研究

(1) 为治疗肘臂、上肢疼痛和半身不遂等症的要穴之一。

(2) 对血管舒缩有调节作用。

(3) 使血糖上升，故对糖尿病患者慎用。

(4) 使血小板显著增加。

(5) 能增强血中白细胞的吞噬作用，对感染炎症病人有良好效果。

手三里穴

〔定位〕在前臂背面桡侧的上段，曲池下寸处。

〔主治〕肩肘臂疼痛、上肢不遂、肩周炎、腹痛腹泻。

〔按语〕

1. 作用　祛风通络，调理肠胃。

2. 手法　以拿法和按揉法为主。

3. 临床及实验研究

(1) 为治疗肩臂疼痛的常用穴。

(2) 对胃的蠕动、张力、排空及大小肠的运动机能有明显的增强作用。

(3) 有提高防治感染炎症的效率和皮肤的痛阈。

神门穴

〔定位〕在腕部，当腕掌侧横纹尺侧 1/3 段的中点处。

〔主治〕心悸怔忡、心烦心痛、失眠健忘、胸胁痛、胃脘痛、心绞痛、腕关节痛。

〔按语〕

1. 作用　养心安神，解郁通脉。

2. 手法　以按揉法和拿法为主。

3. 临床及实验研究

(1) 本穴是治疗心脏病的要穴。

(2) 文献资料报导，本穴对冠心病心绞痛有显著效果。

(3) 可使心率减慢，血压降低（神经垂体性高血压）。

肩贞穴

〔定位〕在肩关节后下方，臂内收时，腋后纹头上 1 寸处（患者正坐，垂肩取穴）。

〔主治〕肩臂疼痛、上肢麻木、肩周炎、肩胛痛、目疾、耳鸣。

〔按语〕

1. 作用　通经活络，明目聪耳。

2. 手法　以拿法与按揉法为主。

3. 临床及实验研究

(1) 本穴为治疗肩周炎的要穴。

(2) 对上肢不遂和半身不遂等症有较好的治疗效果。

肩内陵（肩前）穴

〔定位〕在腋前皱襞顶端与肩髃穴连线中点处（腋前皱襞顶端上1.5寸处）。

〔主治〕肩臂痛、肩周炎、偏瘫、肩关节运动障碍。

〔按语〕

1. 作用　舒筋活络，解挛止痛。

2. 手法　以按揉法与拿法为主，亦可用点拨法、擦法。

3. 其他方法　可用艾条灸和局部封闭。

4. 临床及实验研究

(1) 为治疗肩周炎的要穴之一。

(2) 对肩关节前屈上举与后伸活动障碍有较好的效果。

(3) 本穴也是封闭疗法常选用的部位。

内关穴

〔定位〕在前臂掌面下段，腕横纹上2寸处，掌长肌与桡侧屈腕肌肌腱之间。

〔主治〕胸痛胸闷、胃痛、心悸、失眠多梦、呕吐呃逆、心绞痛、心肌炎、心律不齐、休克、晕车。

〔按语〕

1. 作用　宽胸理气，宁心安神，和胃降逆。

2. 手法　以拿法和按揉法为主。

3. 其他方法　可用艾条灸，亦可用膏药贴（防治晕船、晕车等）

4. 临床及实验研究

(1) 本穴为治疗胸胁部诸痛症的要穴及首选穴位，古人有“胸胁内关谋”之说。

(2) 胸部外伤疼痛拿本穴有明显的止痛效果。

(3) 对心率具有双向调节作用，并能纠正心律失常，缓解心绞痛。

（4）有降脂作用，使高血压病人血中胆固醇的含量降低。

（5）对呼吸频率、节律和异常呼吸均有一定的改善作用。

（6）对胃的蠕动、张力、排空、大小肠的运动机能均有明显的增强作用。

（7）对胃酸分泌有抑制作用。

（8）对肠的运动有调整作用。

（9）可使白细胞的总数增加，增强白细胞的吞噬能力。

（10）使血液中球蛋白含量上升，红细胞增加。

5. 内关穴对心血管有特殊的作用，尤其是对改善心肌供血，防止心痛的发生有良好的作用；本穴又是临床用于晕厥、昏迷的主要急救穴之一。同时还能提高人体的抗病能力，故近代养生保健家们将其列为“四大养生保健穴”的首穴。

外关穴

〔定位〕在前臂背侧，当腕横纹上 2 寸处，尺骨与桡骨之间。

〔主治〕头痛耳鸣、胸胁痛、肘臂痛、手指痛、腕关节痛、糖尿病。

〔按语〕

1. 作用　调理气血，通经活络。

2. 手法　以拿法和按揉法为主。

3. 临床及实验研究

（1）本穴为止痛的常用穴。

（2）使血浆中皮质醇、去甲肾上腺素、环一磷酸腺苷都显著上升。

（3）对防治青少年近视有一定效果。

五、下肢部

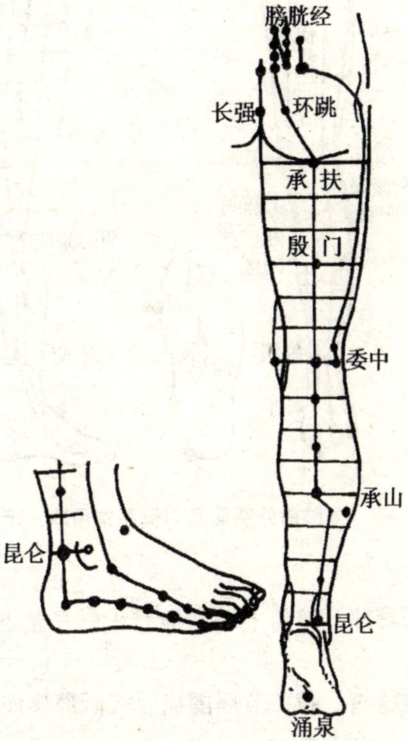

图 3－7　下肢后侧面常用腧穴示意图

下肢部是从臀部开始到足趾为止。为足三阳经与足三阴经的主要行走部位。其左右对称，临床常用穴位较多。本节只选择推拿保健作用明显、又便于自我推拿的常用穴十八个穴位进行介绍。(图 3－7～8)

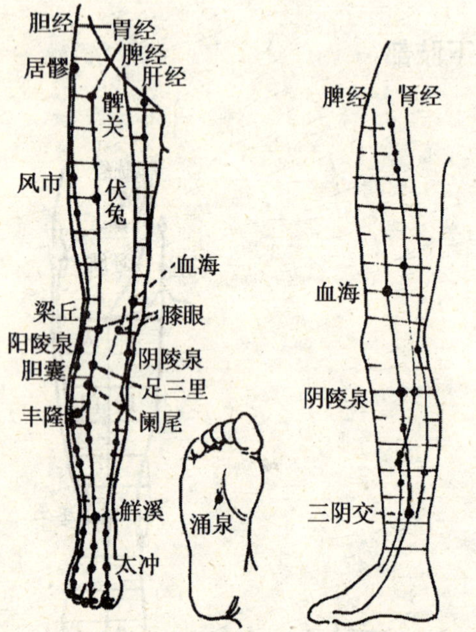

图 3-8　下肢前外侧面及内侧面常用腧穴示意图

居髎穴

〔定位〕在髋部，髂前上嵴与股骨大转子最凸点连线的中点处。

〔主治〕腰腿痛、髋关节周围痛、腰骶部疼痛。

〔按语〕

1. 作用　通经络，祛风湿，利腰胯。

2. 手法　以按法和按揉法为主，亦可用点拨法。

3. 其他方法　点刺放血加拔罐法，封闭。

4. 临床及实验研究

(1) 本穴为治疗腰腿痛及臀部疼痛的要穴。

(2) 对臀筋膜炎有特别明显的效果。

环跳穴

〔定位〕在臀外侧，股骨大转子最凸点与骶管裂孔连线的外1/3与内2/3交点处。

〔主治〕半身不遂、腰腿痛、腰跨痛、坐骨神经痛、多发性神经痛。

〔按语〕

1. 作用　驱风散寒，通经活络。

2. 手法　以按法与按揉法为主，亦可用点法和压法。

3. 其他方法　可用点刺放血加拔罐。

4. 临床及实验研究

（1）本穴为治疗半身不遂与坐骨神经痛和腰腿痛的要穴。

（2）具有促进神经再生的作用，能促进受伤神经功能恢复。

（3）可使痛阈上升，故有一定的止痛作用。

（4）可增强机体的防卫能力。

（5）对胃液分泌功能有一定的调节作用。

髀关穴

〔定位〕在大腿前面，髂前上嵴与髌外缘连线上，屈髋时平会阴（平臀沟处）。

〔主治〕下肢萎软、麻木、酸痛、关节屈伸不利；腰痛膝软；偏瘫；风湿痛。

〔按语〕

1. 作用　通经活络，祛风散寒。

2. 手法　以按法或按揉法为主，亦可用点拨法，擦法。

3. 其他方法　可用拔罐法（放血）。

4. 临床及实验研究

（1）本穴是治疗下肢酸软麻木，偏瘫等病症之主要穴位。

（2）对股外侧皮神经炎，即大腿前外侧局部麻木冷痛，点拨此穴有较明显效果。

伏兔穴

〔定位〕在大腿前面髂前上嵴与髌骨外缘连线上，髌骨上6寸处。

〔主治〕腰痛膝冷、半身不遂、下肢麻痹、腹胀隐痛。

〔按语〕

1. 作用　强腰膝，通经络。

2. 手法　以按揉法为主，亦可用点法。

3. 临床及实验研究

（1）本穴是治疗下肢麻痹的常用穴，尤其是抬腿困难。

（2）对胃肠道有积极的调整作用，可形成条件反射性唾液分泌。

（3）对尿血，毛细血管出血均有明显效果。

血海穴

〔定位〕在大腿内侧膝上，屈膝，当髌骨内侧端上2寸，股四头肌内侧头隆起处。

〔主治〕月经不调、痛经、腹痛、贫血、湿疹。

〔按语〕

1. 作用　和血调经，散风祛湿。

2. 手法　以按揉法为主，也可用拿法。

3. 临床及实验研究

（1）本穴是治疗血分病的要穴，其主要作用为活血消瘀，故一切因血瘀而致的病症均可选用。

（2）可使继发性闭经出现激素撤退性出血现象。

膝眼穴

〔定位〕在膝关节前部，髌韧带的两侧凹陷处，左右各一，在内者为内膝眼，在外者称外膝眼，即犊鼻穴。

〔主治〕膝关节痛、下肢无力、膝软冷痛、膝关节炎等。

〔按语〕

1. 作用　强筋利膝，祛风通络。

2. 手法　以点法或袯揉法为主，亦可用搓法、擦法。

3. 其他方法　可用艾条灸。

4. 临床及实验研究

(1) 本穴为治疗膝关节诸病症的要穴。

(2) 对膝关节炎，风湿、膝软用灸法有较好的疗效。

阳陵泉穴

〔定位〕在小腿前外侧面的上部，当腓骨小头下方的凹陷处。

〔主治〕半身不遂、下肢痿软、腰肌劳损、坐骨神经痛、胸胁疼痛、小儿惊风、胆囊炎。

〔按语〕

1. 作用　疏肝利胆，舒筋活络。

2. 手法　以点法与按法为主，亦可用按揉法、拿法。

3. 临床及实验研究

(1) 本穴为下肢萎软与胆道疾病的常用穴。

(2) 刺本穴可使胆囊收缩，总胆管规律性收缩，排出胆道造影剂，而进入十二指肠。

(3) 能促进胆汁分泌，对奥狄氏括约肌有明显的解痉作用和镇痛作用。

(4) 对脑血流量有一定的影响。

阴陵泉穴

〔定位〕在小腿内侧面的上部，当胫骨内侧缘与股骨内髁下移行部和腓肠肌内侧头之间的凹陷处。一般在内膝眼下 2 寸处。

〔主治〕腹胀、泄泻、水肿、黄疸、小便不利、膝痛、痹症、中风。

〔按语〕

1. 作用　健运中焦，利湿消肿。

2. 手法　以拿法、按揉法为主，亦可用按法。

3. 临床及实验研究

(1) 本穴为治疗消化系统疾病的常用穴

(2) 对消化道溃疡、胃幽门痉挛、胃内容物滞留、急性阑尾炎、细菌性痢疾等均有促进病理过程恢复的作用。

(3) 有调整膀胱张力的作用。

胆囊穴

〔定位〕在小腿前外侧上部，阳陵泉下 2 寸处。

〔主治〕急慢性胆囊炎、胆石症、胆道蛔虫症、胆绞痛、下肢麻木、胸胁痛。

〔按语〕

1. 作用　疏肝利胆，理气止痛。

2. 手法　以点法、按揉法为主。

3. 临床及实验研究

(1) 本穴是治疗胆囊、胆管疾患的要穴。

(2) 临床常用此穴重按或点，对各种原因引起的胆绞痛有明显的镇痛作用。

(3) 可使胆囊收缩，促进胆汁分泌。

足三里穴

〔定位〕在小腿前外侧面的上部，外膝眼穴下 3 寸，距胫骨前嵴外侧一横指（中指）处。

〔主治〕胃脘痛、腹脘胀、恶心、呕吐、泄泻、水肿、下肢痹痛、急慢性胃炎、胃下垂、急慢性胆囊炎、胆石症、面神经麻痹、子宫脱垂、脱肛、贫血等。

〔按语〕

1. 作用　扶正培元，调理阴阳，健脾和胃，理气降逆，通经活络。

2. 手法　以按法或按揉法为主，亦可用拿法或点法。

3. 其他方法　可用艾条灸法。

4. 临床及实验研究

(1) 本穴善治一切腹部的疾患，古人有“肚腹三里留”之说，故消化系统疾患均可选取此穴且效果较佳。

(2) 对胃的蠕动、张力、排空、大小肠以及阑尾的运动机能均有明显的增强作用。

(3) 对胃酸和胃蛋白酶有调整作用。

(4) 具有调整血压的作用。

(5) 可使血糖上升。

(6) 使血液中的白细胞增加，对白细胞总数及其分类异常者，有调整作用。

(7) 可使机体的防卫能力增强。

(8) 使痛阈明显升高，而起到止痛作用。

(9) 能促进神经的再生，促进损伤神经的恢复。

(10) 对胃肠的功能有双向调节作用。

5. 足三里穴有明显的防病治病作用，故近代养生保健家们将其列为“四大养生保健穴”之要穴。

阑尾穴

〔定位〕在小腿前外侧上部，当足三里穴下 2 寸处。

〔主治〕急慢性阑尾炎、胃脘疼痛、消化不良、急慢性肠炎。

〔按语〕

1. 作用　清利湿热，调理肠腑。

2. 手法　以按法、按揉法为主，亦可用拿法与点法。

3. 临床及实验研究

(1) 本穴是治疗急、慢性阑尾炎的要穴。

（2）有明显增强大小肠、阑尾炎的运动机能。

（3）能使白细胞总数下降，嗜中性白细胞下降，淋巴细胞数量升高，并能促进白细胞的吞噬能力。

（4）可使丙种球蛋白的含量增高。

三阴交穴

〔定位〕在小腿的内侧，当足内踝尖上 3 寸，胫骨内侧缘后方凹陷处。

〔主治〕脾胃虚弱、腹胀、泄泻、月经不调、痛经、带下、失眠、水肿、头痛、眩晕、下肢麻痹。

〔按语〕

1. 作用　健脾和胃，补益肝肾，调经止带。

2. 手法　以按法、按揉法为主，亦可用拿法。

3. 临床及实验研究

（1）本穴为治疗消化系统、生殖系统、泌尿系统和妇科疾病的要穴。

（2）能加强子宫收缩，且持续时间延长。

（3）有较明显的镇痛作用。

（4）对膀胱张力有调节作用。

（5）对阵发性房性心动过速、心房颤动以及室性早搏都有一定的疗效。

解溪穴

〔定位〕在足背部与小腿交界处的横纹中央凹陷处。

〔主治〕下肢萎痹、踝关节痛、头痛、眩晕、腹胀、三叉神经痛、血栓闭塞性脉管炎。

〔按语〕

1. 作用　清胃调腑，化痰通络。

2. 手法　以按法、按揉法为主，亦可用点法、拿法。

3. 临床及实验研究

（1）本穴对踝部的疾患有较明显的效果，为治疗该部急、慢性损伤的要穴。

（2）能促进神经再生，促进受伤神经功能的恢复。

太冲穴

〔定位〕在足背部，当第一趾骨间隙之后方凹陷处。

〔主治〕头痛、眩晕、目昏、中风、口歪、惊厥、失眠、胁痛、高血压、血小板减少、各种昏迷。

〔按语〕

1. 作用　平肝泄热，清头目，理下焦。

2. 手法　以拿法、按揉法为主，亦可用点法。

3. 临床及实验研究

（1）本穴为平肝要穴，为治疗高血压的首选穴。

（2）使血压降低，能显著降低高血压病人的血中胆固醇含量。

（3）对受损的肝脏有保护作用。

（4）能使胆道压力迅速下降。

（5）对嗜酸性白细胞的调节作用也很敏感。

委中穴

〔定位〕在膝关节部后面，当腘窝横纹之中点。

〔主治〕腰背痛、下肢萎痹、坐骨神经痛、腹痛、小儿麻痹后遗症、下肢瘫痪。

〔按语〕

1. 作用　舒筋活血，通络止痛。

2. 手法　以按法、按揉法为主，亦可用点法、拿法。

3. 其他用法：可用点刺放血法、刮痧法。

4. 临床及实验研究

（1）本穴为治疗腰背及腰腿痛的要穴，古人有“腰背委中求”的说法。

（2）对急性腰扭伤，有时单按此穴即可治疗。

（3）本穴针刺，对无菌或严重污染的清创手术患者以及一些感染性炎症病人，具有较高的防治效率，血象检查显示，机体的防卫能力增强。

承山穴

〔定位〕在小腿后面正中，委中穴下 8 寸处（小腿腓肠肌肌腹之间隙凹陷中）。

〔主治〕腰背痛、坐骨神经痛、便秘、脱肛、腓肠肌痉挛、下肢瘫痪等。

〔按语〕

1. 作用　舒筋活络，调理肠腑。

2. 手法　以按法、按揉法为主，亦可用拿法。

3. 临床及实验研究

（1）本穴为治疗腰腿痛的常用穴，往往多作为委中穴的配穴而选用。

（2）有些腰部扭伤，单拿此穴可使疼痛明显减轻。

（3）小腿腿肚抽筋，此穴有较好的疗效。

（4）对室性早搏有一定效果。

昆仑穴

〔定位〕在足部外踝后方，当外踝尖与跟腱之间的凹陷处。

〔主治〕头痛、目眩、项强、便秘、腰骶疼痛、足跟疼痛、高血压、心绞痛。

〔按语〕

1. 作用　清头目，舒筋络，安神志。

2. 手法　以拿法、按揉法为主。

3. 临床及实验研究

(1) 本穴是治疗踝部诸疾患的常选穴。

(2) 对腰扭伤，单用此穴有较好疗效。

(3) 使不蠕动或蠕动弱的降结肠下部与直肠的蠕动增强，并产生便意。

(4) 对原发性高血压有降低作用。

涌泉穴

〔定位〕在足底部，卷足时足前部凹陷中间处（即“人”字形凹陷之顶部）。

〔主治〕头昏目眩、失眠多梦、头顶痛、咽喉肿痛、中风、偏瘫、晕厥、三叉神经痛、高血压、大便难。

〔按语〕

1. 作用　滋阴壮水，交济心肾，开窍醒神。

2. 手法　以按揉法、擦法为主。

3. 其他疗法　可用艾灸。

4. 临床及实验研究

(1) 本穴滋阴降火，是壮水益肾的要穴，被近代养生保健家们列为“四大养生保健穴位”之一。

(2) 对阴虚火旺引起的各种病症有较好的效果。

(3) 对失血性休克的动物呼吸与循环机能有兴奋作用。

(4) 有较好的降压作用。

(5) 艾灸有矫正胎位的效应。

丰隆穴

〔定位〕在小腿前外侧，当外踝尖上 8 寸，条口外，距胫骨前缘 2 横指（中指）处，（足三里穴下 5 寸）。

〔主治〕痰多咳嗽、眩晕呕吐、梅核气、泄泻、便秘、水肿。

〔按语〕

1. 作用　和胃化痰，利气宽胸。

2. 手法　按揉法为主，亦可点法。

2. 临床及实验研究

（1）本穴专治一切痰症，一切痰多喘咳，痰迷心窍，神志不清均可用之。

（2）针刺本穴可引起血管收缩。

（3）配合曲池穴对原发性高血压的治疗有显效，并可降低外周血管阻力。

（4）临床针刺本穴对减肥有较好的效果。

第四章　推拿保健的常用推拿法

第一节　概述

推拿保健的推拿法是根据养生保健的特点，结合在穴位或部位上的不同手法操作所产生的作用而形成的有较为固定程序的一种推拿方法。

一、推拿法的特点

（一）针对性强

是指其以自我保健为主，每个推拿法有明确的目的和针对性，故一般适用于保健及康复。

（二）作用突出

是指某一种推拿法的组成是以某一方面的保健为目的而综合组成，形成只具有其独特的作用。

（三）安全可靠

一般推拿保健的推拿法都比较安全，手法在操作过程中均较柔和，一般不会产生任何不适或意外等副作用。

（四）以自我操作为主，他人操作为辅

主要是自己给自己操作，达到防病或治病的目的。只有在某些穴位和部位自己很难进行手法操作时，才请他人帮助操作。

（五）操作方便

由于推拿法是以自我操作为主，故而各种操作方法的组成或各种部位的选择均以操作方便为原则，以便于自我操作。所以它又比较易于开展及普及。

（六）强身健体

推拿保健的推拿法，一般都是以强身健体、防病祛病、延年益寿为主要的目的。

虽然，这种推拿法一般用于自我保健，但对于一些常见的慢性疾病也有一定的治疗作用。所以他也可以作为治疗和辅助治疗的一种有效的方法。

二、推拿法在运用中的注意事项

（一）因人而宜，因病而宜

因人而宜是指结合自身的条件，根据自我保健的目的，有针对性的依据推拿法的作用，选择其中的一个或几个方法进行操作（即将几个推拿法结合起来，进行删节，根据需要重新组合）。

所谓因病而宜是指在保健的同时，根据自己所患的慢性疾病，选择一个或几个适合的方法操作，既可起保健的目的；又同时兼顾治疗。

总之，在行推拿保健时，一般不需要每个推拿法都要进行操作，即所谓运用灵活，因人而宜，因病而宜。切忌盲目选用推拿法。

（二）目的明确，诊断正确

用于强身健体，应根据自己身体的健康状况，结合推拿法的作用正确选择推拿法。如需兼顾或偏重治疗，则必须对所患疾病有明确的诊断，最好是能征得医师的指导，在医师的帮助下选择最佳的方法进行操作。

（三）持之以恒，坚持不懈

一旦选择好推拿法之后，应持之以恒的坚持进行，时间一长自然会取得应有的效果，切不可断断续续，更不可半途而废或中途随意更改方法。

（四）选好姿势，专心致志

根据自己的身体状况，或站，或卧，或坐，以保证推拿法的顺利进行，切不可中途停顿。

总之在行推拿法的整个过程中要调整好呼吸，心平气和，使自己的心身处于一种“松静”的状态。并根据推拿法的要求，思想集中于一定的穴位或部位，不可心猿意马，或边操作边想其他的杂事或与别人交谈。

第二节　常用推拿法

一、梳理法

〔操作部位〕头部。

〔操作方法〕

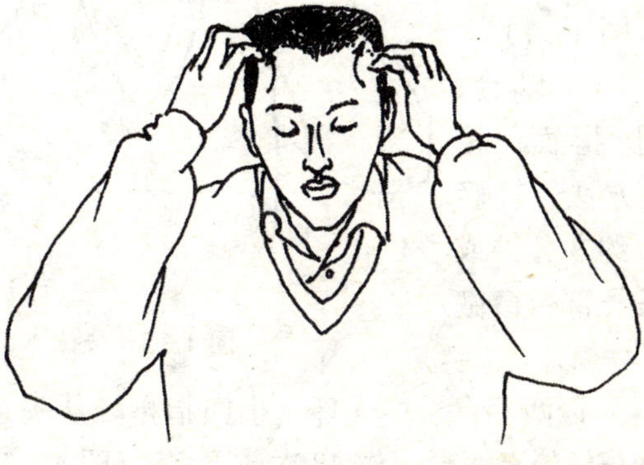

图 4－1　梳头

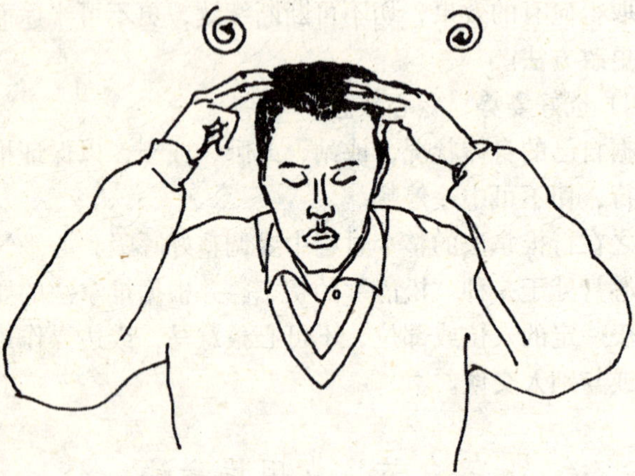

图 4－2　摩头

1. 梳头　两手手指屈曲后，以食、中、环、小四指尖的指背，由两侧向后梳至枕部，依次至头顶部为 1 遍，作 21 遍。(图 4－1)

2. 摩头　以食、中、环三指指面，按“梳头”的方法，轻轻按摩并揉，约 3 分钟或使头部被按揉部位微微发热。(图 4－2)

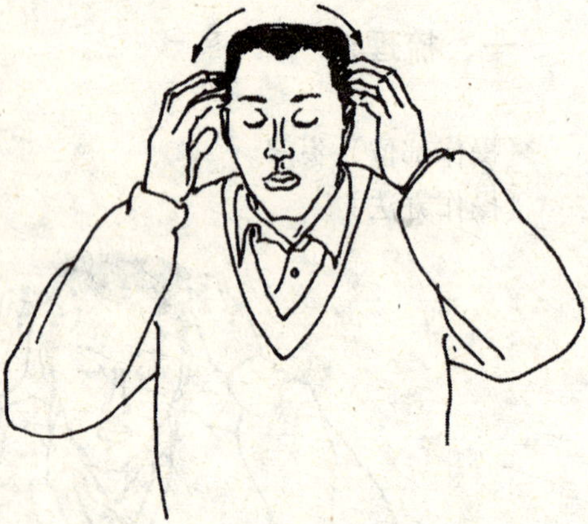

图 4－3　分抹

3. 分抹　以两手食、中、环、小四指指峰从头顶中线开始分别向两侧分抹梳至两鬓，作 48 次或更多。(图 4－3)

4. 理顺　两手指自然伸直，以食、中、环、小四指指面或指腹部按“梳头”的操作方法进行理顺，21遍。

〔意念〕令头部完全放松，体会头部的感觉。

〔按语〕

1. 本法是头部的常用保健推拿法，久行可使发乌根坚，兼去头皮痒。

2. 本法的作用主要为促进头部血液循环，消除头部疲劳，同时还有健脑、醒神的功用。

3. 本法对头痛、头晕、高血压、中风后遗症等有较好的防治作用。对用脑过度所致的头晕昏重亦有较好的缓解作用。

二、安神法

〔操作部位〕头部、前额部。

〔操作方法〕

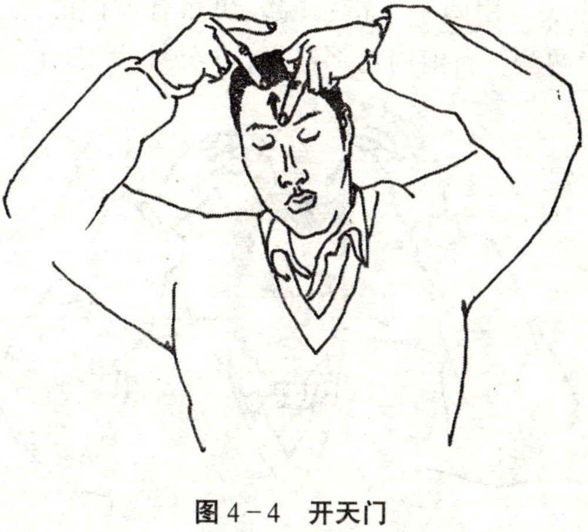

图4-4　开天门

1. 开天门　以两手中指指面（或拇指指面）交替推印堂9次后以一指自印堂直推至百会穴，按百会穴3个呼吸为一次，作

7或14次。(图4－4)

2. 运太阳　以两手中指指面同时按压两太阳穴片刻(以有微胀感为度)，后运太阳穴（用泻法）21次即向上推至头维穴，在头维穴停片刻后推至百会穴，在百会穴2手指相交以一手指按压百会穴片刻，如此为一遍，作3遍。(图4－5)

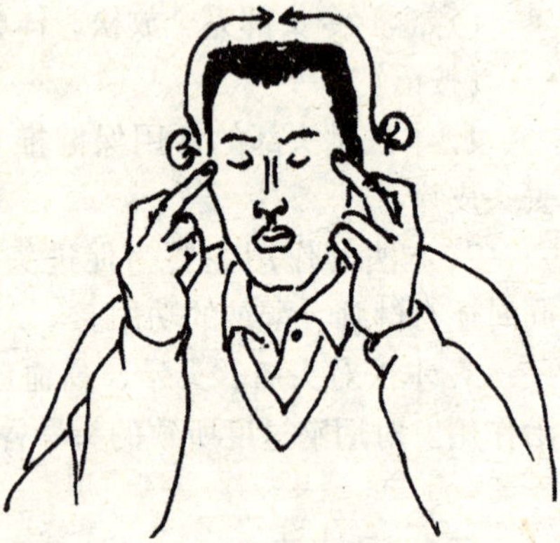

图4－5　运太阳

3. 轻提发　两手抓起头发，微微用力上提，自头顶中部开始，分向两侧，由前向枕后依次进行为一遍，作3遍。

4. 点击头　用两手十指指端轻快而有节律的点击头部。由头顶中部向两侧，自前向枕部击打，3分钟。(图4－6)

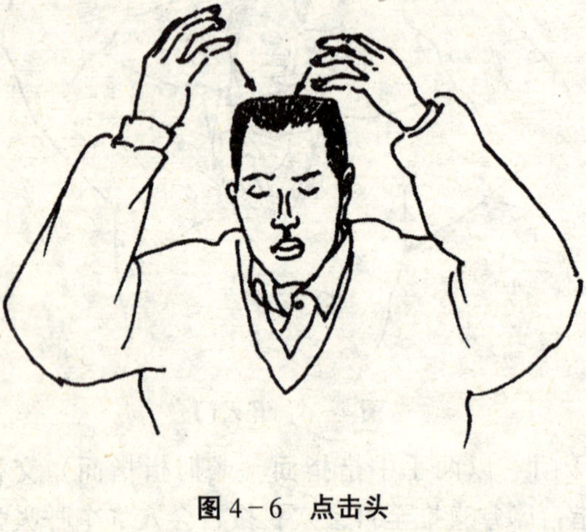

图4－6　点击头

5. 按百会（或振百会）　用右手手掌的掌心劳宫穴对于百会，轻轻按压 3~5 分钟，或轻轻按住百会穴后作振颤法（用该法效果更好）。

〔意念〕

1. 此法在操作时应先将两目微闭。

2. 开始练习后，就尽量使整个头部放松（可默想如一盆水淋在头上，一下子使整个头部都清净放松了）。

3. 练习一段时间后，在保证头部放松的基础上，当按压穴位时，默想着所按的穴位。

4. 按百会操作时的最佳意念是，吸气时气贯百会、呼气时气由百会下沉丹田。

〔按语〕

1. 本法是头部的常用保健推拿法，久行可使头目清醒、神清志爽，精力充沛。

2. 本法能清脑醒神、安定神志。同时亦有改善头部血液循环的功用。

3. 本法对失眠或因失眠引起的头痛有较好的效果，对头重头胀亦有较好效果。也可用于因外感所致的头痛。

三、泻胆法

〔操作部位〕头部与颈部两侧。

〔操作方法〕

1. 推少阳　两手拇指或中指指面按揉两太阳穴，1 分钟。然后沿少阳胆经推至风池穴，按揉风池片刻后推至肩井穴，如此为 1 遍，作 3 遍。(图 4－7)

2. 擦头角　两手拇指屈曲，以指间关节突起处（亦可单手交替进行）分别在前鬓角、耳上、耳后高骨三个部位作快速的擦

法。(图 4－8)

3. 扫散法　用右手拇指侧峰推左侧头前至枕后 14 次，然后用左手拇指如法推右侧 14 次。(图 4－9)

4. 扫桥弓　头颈向右侧屈先以右手食、中、环指自左耳后下方斜向前下推至锁骨上 21 次，然后以左手如前法推右侧颈项部 21 次。(图 4－10)

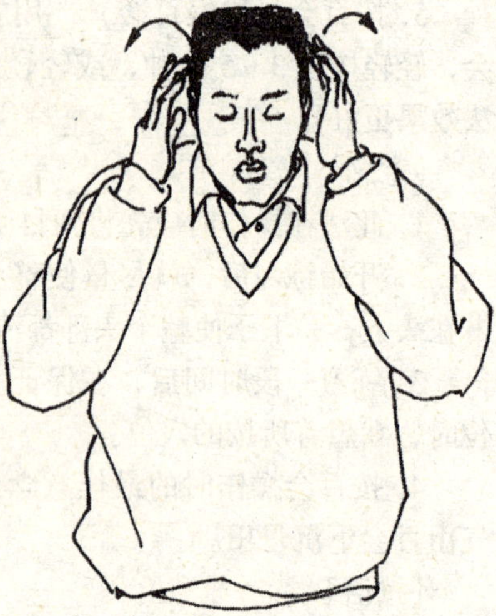

图 4－7　推少阳

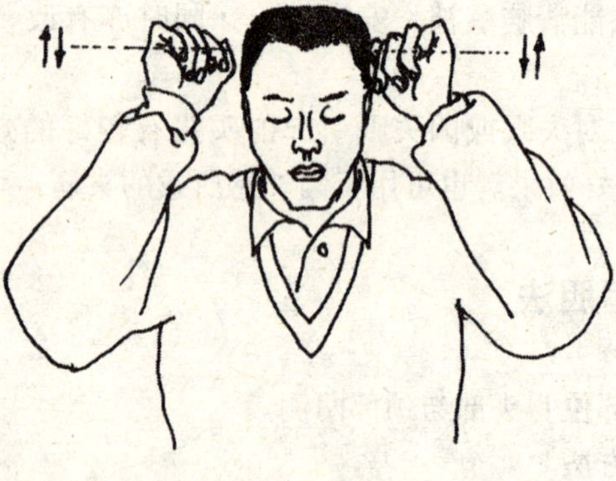

图 4－8　擦头角

5. 舒理　两手指自然伸直，在头两侧前发际向枕后梳理，3 分钟左右。

〔意念〕

1. 初时，两眼微闭，存想头部、颈部放松，注意意念重点

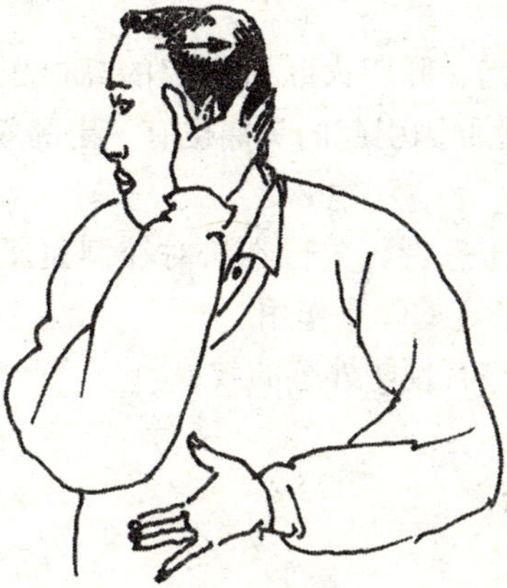

图 4－9 扫散法

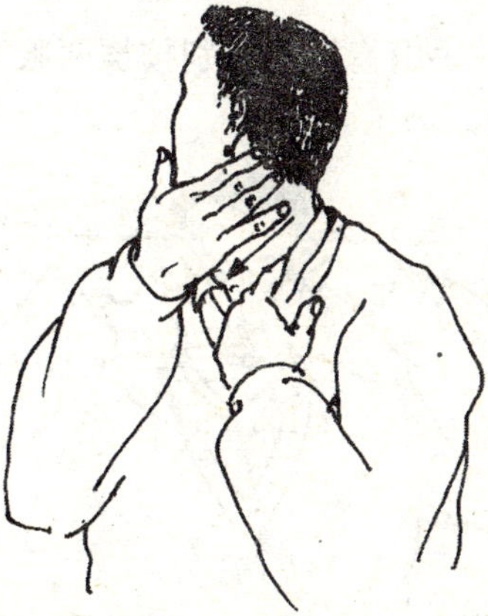

图 4－10 扫桥弓

放在“松”字上，否则影响效果。

2. 熟练后，将意念放在被操作的部位与穴位。

〔按语〕

1. 本法是预防和治疗相结合的一种保健推拿法。具有平肝潜阳、清泻胆火的作用。同时还可以祛风醒神和有促进头部血运的功效。

2. 对肝阳上亢、肝胆火旺所引起的高血压、头痛有较为明显的效果。对其他原因引起的头痛也有一定的效果。如外感风寒或风热。

3. 慢性高血压患者，久行本法对控制血压、稳定血压有较好的作用，亦有一定的降压作用。

4. 久行本法亦有预防外感的效果。

四、明目法

〔操作部位〕眼部。

〔操作方法〕

1. 按眼周　两手中指指端分别按揉两眼周围，以攒竹、鱼腰、瞳子髎、四百穴为主。

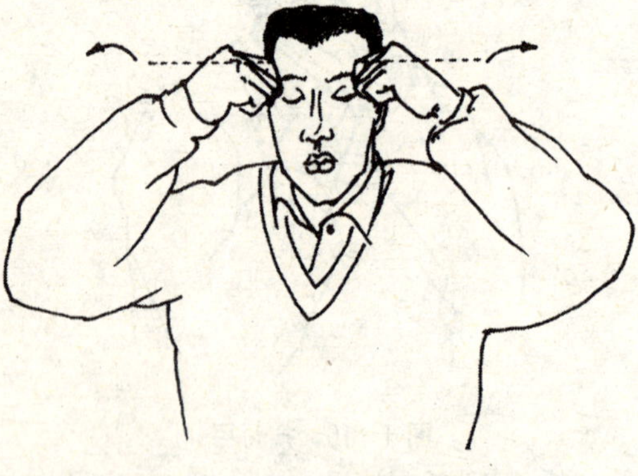

图 4－11　刮眼法（刮上眼睑）

2. 刮眼法　两手食指屈曲，用桡侧同时轻快地刮抹两上眼睑和下眼睑各 14 次，然后再用两手小鱼际同时抹整个眼部 14 次。（图 4－11～12）

3. 点睛明　用一手拇指、食指指端或两手拇指指端，点按睛明穴2分钟左右，然后轻轻按揉1分钟左右。

4. 运太阳　用两手中指或拇指同时按揉两太阳穴用泻法36次。

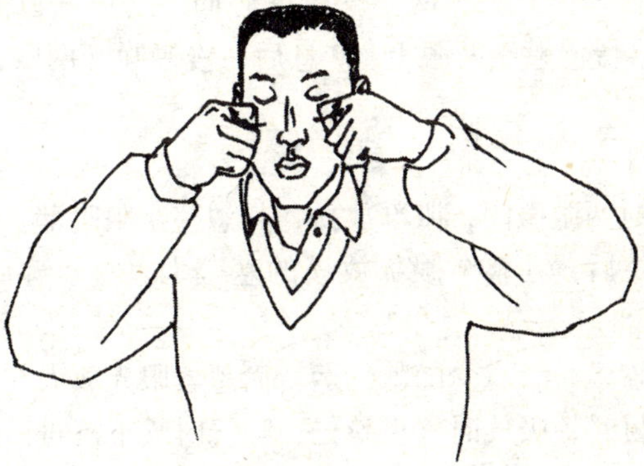

图4－12　刮眼法（刮下眼睑）

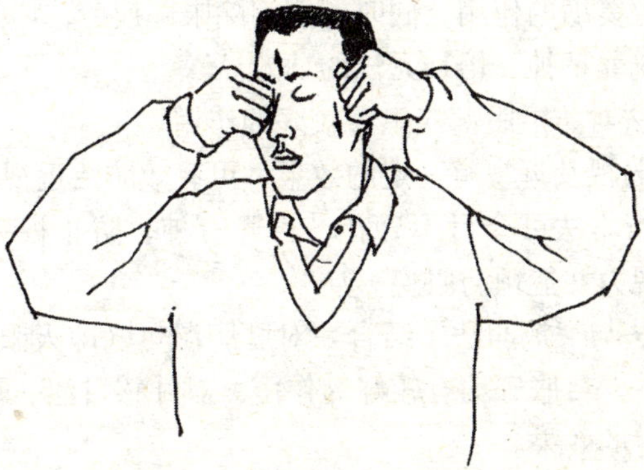

图4－13　升降法

5. 升降法　用两手的拇指分别先点按右侧太阳穴与睛明穴，并同时向右转三圈后再向左转三圈，最后按睛明穴之指端向上提

按三次，同时按太阳穴的手指向下按压三次，如此为一遍，共做3遍。做完以后再以同样方法做左侧，亦做3遍。(图4-13)

6. 运瞳仁　两眼闭合片刻后，两瞳仁先按顺时针方向缓缓转9或18圈，然后再按逆时针方向转9或18圈。

7. 熨目　接上势，两手摩热掌心向上，捧气以两手劳宫穴对两瞳仁，慢慢贴于两眼上，7息后，慢慢睁开两眼，双手慢慢放下。

〔意念〕

1. 初时两眼微闭，眼部放松，只想整个眼睑部。

2. 熟练后，在整个眼部放松的基础上，重点守睛明穴、太阳穴（按揉时）。

3. 运瞳仁时，意念随瞳仁运转而想着眼光放大与缩小。

4. 熨目时，吸气时气贯瞳仁，呼气时气下沉丹田。

〔按语〕

1. 本法是眼部的主要保健推拿法，具有促进眼部血液循环，防止视神经萎缩的作用，同时还能消除眼部疲劳，增强眼肌的力量，起到充养精神、培补元气的功效。

2. 本法对防治眼部疾患有较好的作用。

3. 对弱视及近视有一定的效果，可有效防治近视的加深。

4. 久行本法可令目不昏花，目光有神，防止视力过早的减弱，提高视力并能预防眼疾。

5. 本法与“泻胆法”结合，对肝胆湿热（即火眼）、高血压引起的眼昏、目胀等均有较好的作用，对外感目涩、目痛、流泪等亦有一定的效果。

五、固齿法

〔操作部位〕下颌部。

〔操作方法〕

1. 叩齿　口自然放松轻轻叩齿 36 次，然后稍用力咬紧牙齿片刻后放松，再咬紧，如此做 36 次。再用舌在口内贴上下齿龈搅动，待有满口口水时，用口水漱口三下，最后分三次咽下，每咽一下，作一次呼吸。

2. 按穴　用两手食指、中指指面分别按揉两侧下关与颊车穴，以局部有酸胀感为佳，2 分钟。

3. 揉齿法　用两手大鱼际从上到下按揉齿龈部（口外）3 分钟，以局部有温热感为佳。然后作张口活动 7 次。

4. 擦下颌　用两手小鱼际或大鱼际同时擦两下颌部分（亦可单侧分别进行）。(图 4－14)

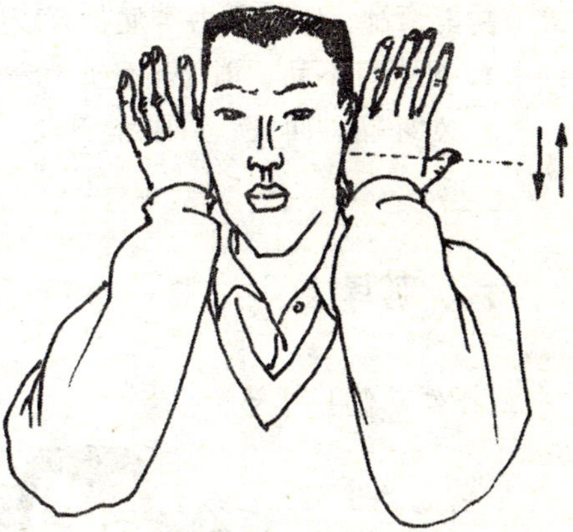

图 4－14　擦下颌

〔意念〕

1. 两眼微闭或两眼平视，使下颌部放松。

2. 熟练后，可

(1) 咽津时，气随津下，直达丹田。

(2) 张口时，随张口想两下颌关节充分松开、张大。

(3) 按揉时，意守被操作部位。

〔按语〕

1. 本法是口腔的主要保健推拿法，具有增强下颌关节部的肌肉、韧带、关节囊等软组织的力量，改善下颌部与齿龈部的血液循环的作用。同时还能促进唾液分泌，增强消化系统的功能。

久行本法可使牙齿坚固，下颌关节强健有力。

2. 本法对中老年人的下颌关节功能紊乱、松弛有独特的疗效，对预防老年人下颌关节脱位效果尤佳。对青壮年人因咬物过度而致的下颌关节痛亦有很好的效果。

3. 本法对牙齿松动，下颌关节酸胀、疼痛、弹响以及下颌关节功能紊乱、咬物无力等症状有较好的防治效果。

4. 对张口不利、消化不良亦有较好的防治效果。

5. 对牙痛、面瘫、口眼歪斜及三叉神经痛等症有一定的疗效。

六、聪耳法

〔操作部位〕耳部。

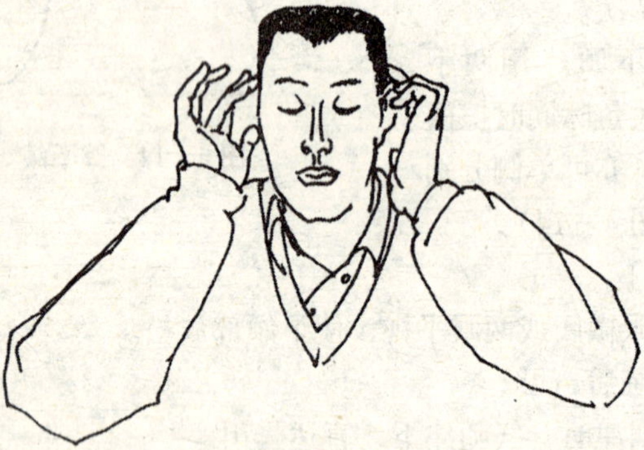

图 4－15　揉耳根

〔操作方法〕

1. 揉耳根　先用两手食指、中指指面按揉听会穴与耳门穴以及翳风穴各 2 分钟后，然后由上而下按揉耳根部周围 3 分钟。(图 4－15)

2. 捻耳法　以拇指与食指指面同时捻两耳轮及耳垂，3 分钟或令两耳发热为度。（图 4－16）

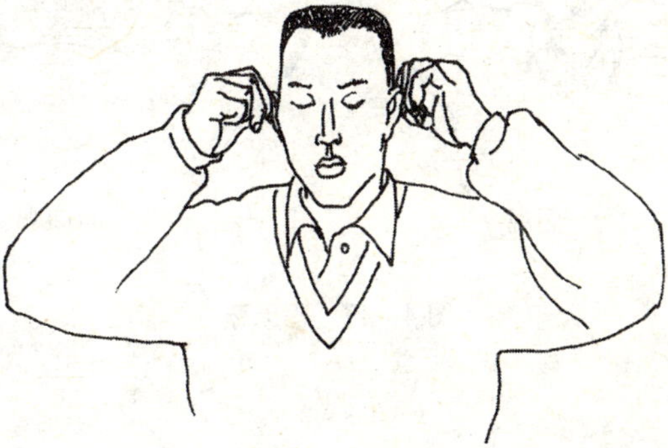

图 4－16　捻耳法

3. 运耳门　用两手食指或中指插入耳门内先顺时针转 7 转，后逆时针转 7 转，再提插 7 次（要轻缓），如此为一遍。作 3 遍。

4. 鸣天鼓　先用两手掌前后搓两耳 1 分钟，然后以两掌内劳宫穴对准两耳门，四指抱于枕后。作缓慢有节律的按捺和放松（注意放松时要和缓以免内耳痛）7 次。最后用两手食、中指交替同时击打枕后部每叩 3 次停顿片刻为一遍，作 7 遍。击打时注意要有节律，每次击打的节奏及用力必须始终保持一致。（图 4－17）

5. 牵耳法　先用两手食指、中指分别夹住两耳的上部，向上牵提 14 次。然后用两手拇指与食指分别捏住两耳耳垂，向下牵拉 14 次。最后以两手轻按两耳 1 分钟（注意动作要和缓，切忌暴力和突然收手松开）。（图 4－18）

〔意念〕

1. 两眼微闭。

2. 初练时只想两耳放松即可。

3. 熟练后注意按揉穴位的感应及注意聆听耳内的声音。

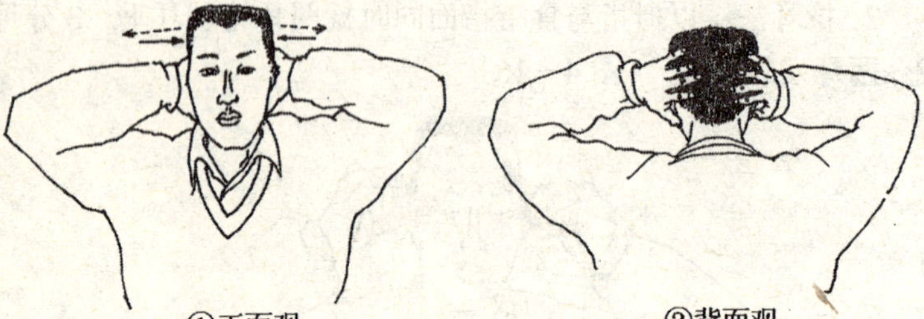

①正面观　　②背面观

图 4－17　**鸣天鼓**

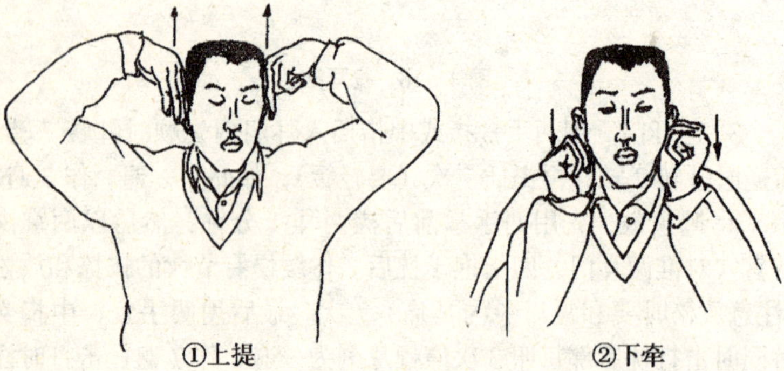

①上提　　②下牵

图 4－18　**牵耳法**

〔按语〕

本法是耳部的主要保健推拿法，具有促进耳部血液循环、刺激听神经和调整中枢神经的作用，对预防耳鸣、耳聋有较好的效果。(此法重在预防，对耳鸣、耳聋要查明原因，对症处理。)

2. 久行本法可固肾纳气、聪耳助听、清脑醒神，对消除头晕、头胀也有一定的作用。

3. 久行本法对防治冻耳也有一定的效果。

七、通鼻法

〔操作部位〕鼻部两旁。

〔操作方法〕

1. 揉鼻旁　用一手拇指、食指指面或两手拇指指面自鼻根部按揉鼻两旁直至鼻孔两侧，2 分钟。(图 4－19)

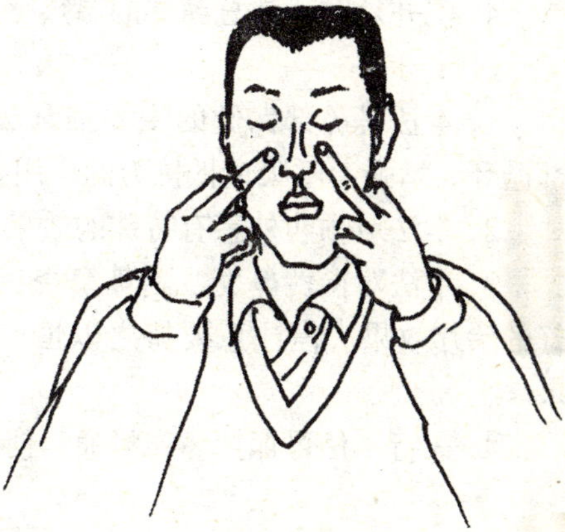

图 4－19　揉鼻旁

2. 按迎香　如上法先按揉鼻根部两旁，1 分钟，然后，按揉两迎香穴 3 分钟或更长时间。

3. 洗井灶　以两手拇指屈曲时的背侧第一节指骨或两手中指指腹同时擦鼻两侧，以整个鼻部透热为佳，或擦 3 分钟左右。亦可以单手分别擦左、右两侧。(图 4－20)

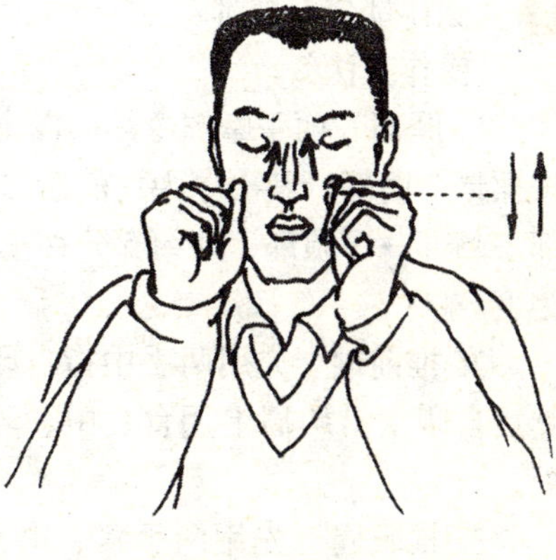

图 4－20　洗井灶

4. 捏准头　用拇指、食指捏鼻准头两侧的后上方(即鼻翼的上方、鼻中膈两旁)，1 分钟。

5. 拿穴　分别拿两手的合谷穴与少商穴各 1 分钟(左右交替拿)。

〔意念〕

1. 两眼微闭。

2. 初练时面部放松，尤其注意鼻部的放松。

3. 熟练后，意守被操作的部位。

4. 洗井灶时，注意鼻部的温热感透向鼻窦部。

〔按语〕

1. 本法是鼻部保健的主要推拿法，具有开通鼻窍，改善鼻部循环，增强上呼吸道抵抗力的作用。同时还可宣通肺气。

2. 本法对预防外感有特殊的效果。

3. 本法对慢性鼻炎、副鼻窦炎、鼻塞不通、流涕等症有较好的治疗效果。但注意要持之以恒，不可能在短期内起明显效果。

4. 久行本法可保持鼻窍畅通，使嗅觉灵敏。

八、美容法

〔操作部位〕面部。

〔操作方法〕

1. 摩面　两手摩擦令热后以全掌（亦可用小鱼际或大鱼际）按揉整个面部。其次序为：前额部→眼部→鼻旁及口旁→两颧骨部→颊部→下颌部，共约5分钟左右，或使整个脸面部有温热感为度。

2. 推前额　先用两手中指自印堂交替推至前发际，1分钟；然后自印堂沿两眉上用食、中、环三指依次向两侧推至两鬓角处。

3. 推眼周　先用两手食、中、环三指指面，从两眼内眦沿眉弓下缘（即眼眶上缘）分别推抹至两目外眦后，斜向上推抹至两鬓角上方入发际达耳后上方，作7次：然后再沿眼眶下缘推抹

至目外眦后斜向上至耳轮脚上部的耳根，7次。(图4－21)

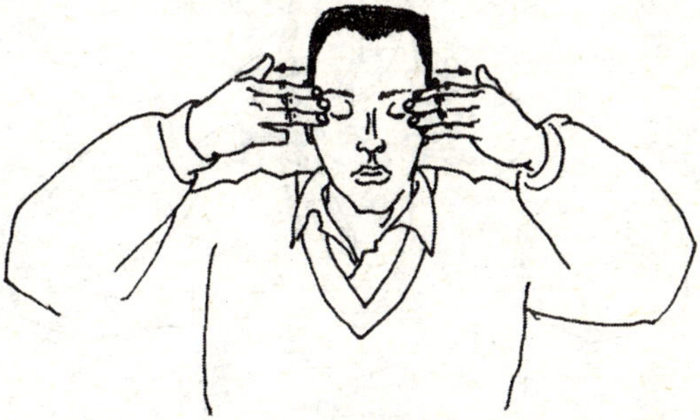

图4－21　推眼周

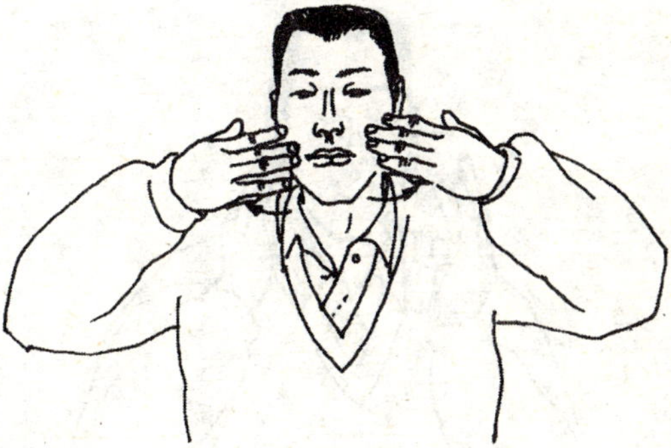

图4－22　抹颧部

4. 抹颧部　两目微闭，用食、中、环三指指面自鼻根两旁分别沿颧骨推抹，斜向上至耳门穴上方，7次。(图4－22)

5. 抹唇部　先用中、环二指指面（亦可用单指）自人中穴向两侧抹至口角部，7次或14次；然后再从地仓穴向两侧抹至口角直达下颌部7次或14次。(图4－23)

6. 弹击面部　分别用两手食、中、环三指指面交替弹击敲

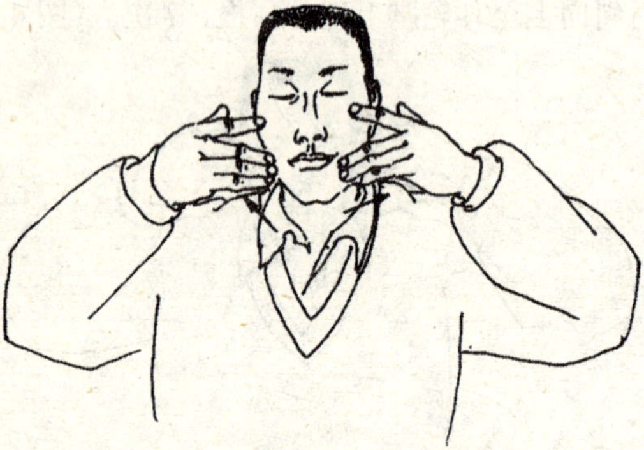

图 4－23　抹唇部

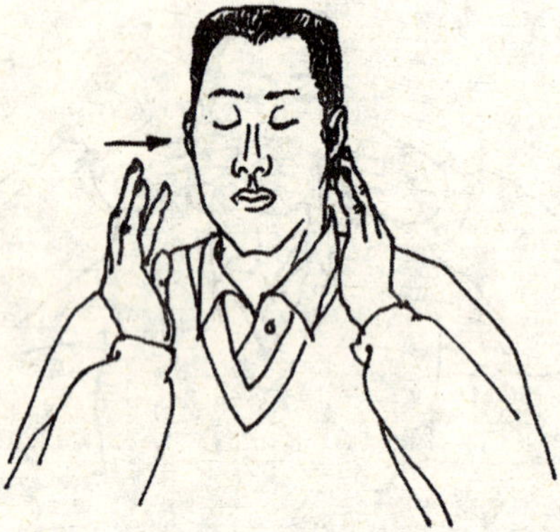

图 4－24　弹面部

打两面颊部与下颌部 1 分钟，弹击时先上部后下部，最后下颌部。亦可随意弹击，但一定要使整个面颊部与下颌部都要弹击到。(图 4－24)

7. 抹头颈　用两手全掌自下颌部开始向上抹两面部至头部两侧达枕后,顺颈椎两侧斜向前下至锁骨上部,7～14次。(图4－25)

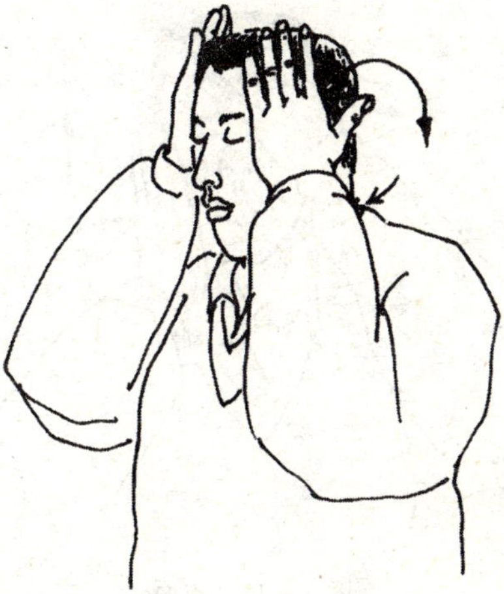

图 4－25 抹头部

8. 抹额纹　用两手食、中、环、小四指指端自前额正中印堂穴沿眉弓上向两侧按压至两鬓，如此依次向上达前发际为 1 遍，作 7 遍。

9. 按鱼尾　两手食、中、环三指分别按压两侧鱼尾纹，自眼外眦向鬓角部轻轻按压，1 分钟左右。

10. 浴面　两眼微闭，摩手令热，用掌或小鱼际或大鱼际，依次擦：

前额及其两侧→面颊部→鼻旁两侧→唇部→下颌部。每个部位约 1 分钟，或令被擦部位有明显温热感为度。（图 4－26）

〔意念〕

1. 初练时，两眼微闭，整个面部放松。

2. 熟练后，可存想被擦或摩的部位温热感，犹如温水浴面。

〔按语〕

1. 本法自古传至今天已有二千多年，是面部保健和美容的主要方法，为面部抗衰老的理想方法之一，是保持面部皮肤色泽

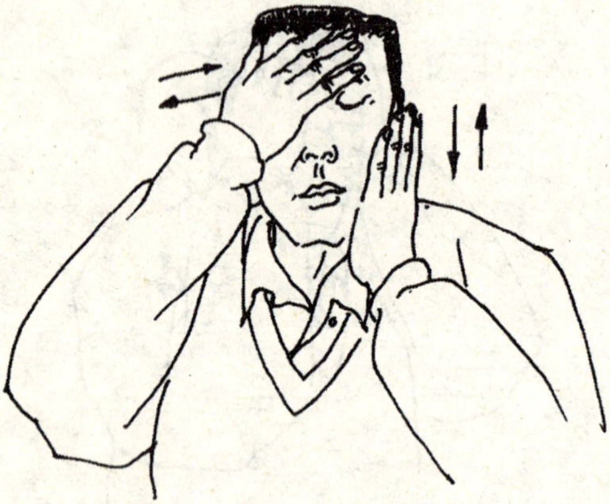

图 4－26　浴面

正常、红润的保健推拿法。其具有：促进面部血液循环、改善面部皮肤呼吸、清除衰老的上皮细胞、促进面部新陈代谢、保持面部皮肤与肌肉的弹性和张力的作用。同时亦有抗外感和保护视力的作用。此法在洗浴或洗脸后操作效果更好（洗脸时多主张先用36℃左右温水洗面，再用冷毛巾擦干。），如能配合一些介质如护肤霜等，效果会更佳。

2．坚持久行本法可使面部皱纹不生，面有光彩之功效。故古人有“面者神之庭，常欲得两手拭摩使之热……令人面有光泽，皱纹不生，行之一年，色如少女”之说。

3．本法对防治鼻炎亦有一定的效果。

4．如用于头面部的美容保健，当与梳理法，通鼻法，明目法，聪耳法，固齿法等结合运用，效果更好。在方法的组合上，主要根据个人的情况和需要，灵活加减，组合使用。

九、清咽法

〔操作方法〕

〔操作部位〕咽喉部。

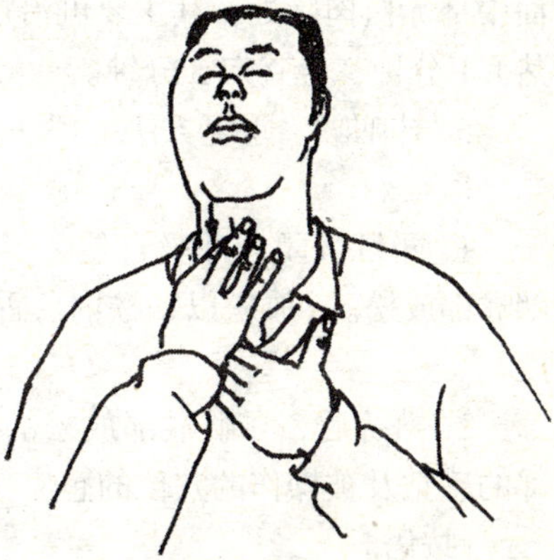

图 4－27　抹咽喉

1. 抹咽喉　头后仰，右手食、中、环三指并拢，每指间隔 0.5cm，以中指指面对准喉结正中，轻轻向下抹至胸骨柄上方凹陷处，1 分钟左右，或更长时间。（图 4－27）

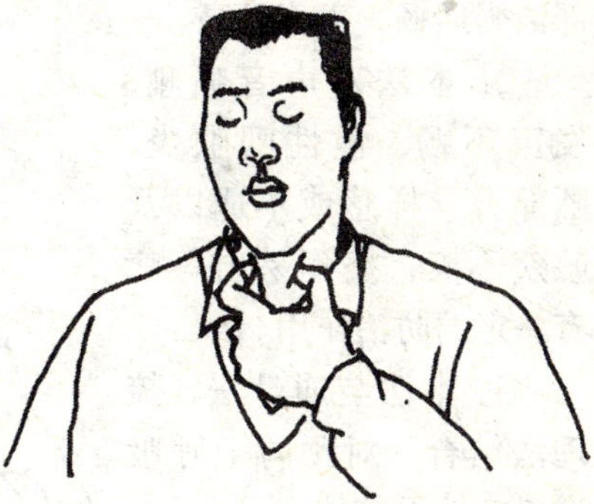

图 4－28　拿喉旁

2. 拿喉旁　用右手拇、食两指指端拿喉结两旁的上方，使整个喉部有较明显的胀感为度，约 1 分钟左右；然后按揉喉结两侧 2 分钟或更长时间；最后按揉咽喉部两侧，上下往返缓慢移动，3 分钟左右。（图 4－28）

3. 点穴　先用拇、食两指指端点揉人迎穴 1 分钟，然后用中指指端点揉廉泉穴 1 分钟左右（廉泉穴：在喉结正中上方舌骨上缘凹陷处，作用主要是清音利喉及开窍），然后仍用中指指端点揉天突穴（点时斜向前下），以咽喉部有痒感欲咳为佳，1 分钟左右。最后再用中指指面按揉膻中穴 1 分钟。

4. 拿穴　用拇指与其他四指拿揉鱼际穴（在手第一掌骨掌

面中部赤白肉际处，其主要可治疗咽喉肿痛，失音不语，咳嗽发热）1分钟，合谷穴3分钟。

5. 抹咽喉　重复方法“1”的操作。

〔意念〕

1. 两目微闭，呼吸自然，可用逆腹式呼吸法。初练时，令咽喉部放松。（放松以咽喉内、舌骨，咽喉两侧等均无紧张感为度）。

2. 熟练后，在咽喉部放松的基础上，体会手法操作在咽喉部的感觉及被操作的穴位的感应。

〔按语〕

1. 本法是咽喉部的主要保健推拿法，具有清咽利喉，改善咽喉部血液循环的作用。同时还可止咳化痰。久行本法可使咽喉部清爽通畅，声音洪亮。

2. 本法对声音嘶哑，发声不畅，慢性咽喉炎，咽部有异样感或不适以及咳痰不爽，痰不易出等症有一定的防治作用。

3. 本法与通鼻法、梳理法结合，对预防上呼吸道感染效果较佳。

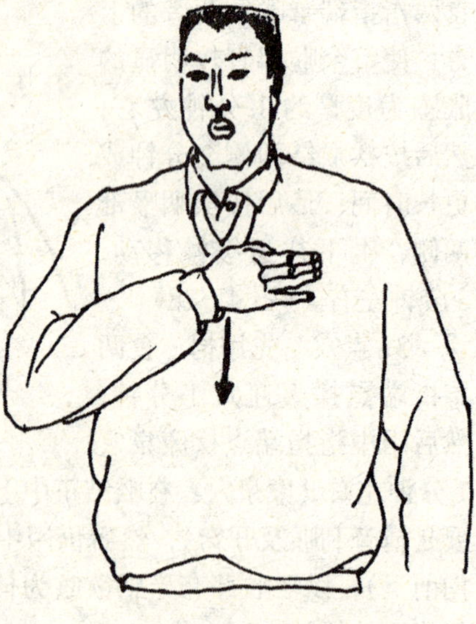

图4－29　抹任脉

十、宽胸法

〔操作部位〕胸部。

〔操作方法〕

1. 按揉穴位　用两手中指指面前部分别按揉两

侧库房穴（任脉旁开4寸，锁骨中线第二肋骨上缘处，主治：胸胁胀满）、屋翳穴和乳根穴，各约1分钟。

2. 抹任脉　右手食、中、环三指并拢，用指面或用大鱼际自胸骨柄向下抹至剑突部，21次。（图4－29）

3. 按膻中　用右手中指指面按揉膻中穴3分钟，按膻中穴1分钟。

4. 擦胸部　用两手全掌，从锁骨下开始，依次向下交替擦胸部至上腹部，以被擦部有明显透热感为度。擦时要轻贴皮肤效果较佳，天冷可隔衣擦之。（图4－30）

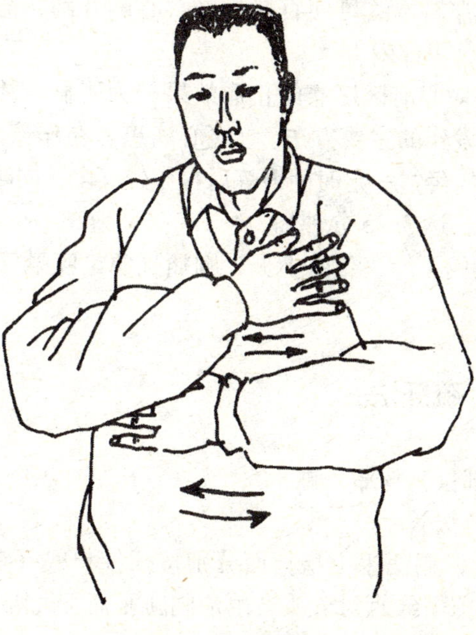

图4－30　擦胸部

5. 拿内关　分别用一手拇指与其他四指拿手三里和内关穴各1分钟。拿后要揉片刻，尤其内关穴揉的时间要长一些。

6. 抹任脉　重复方法“2”的操作。

〔意念〕

1. 两目微闭，呼吸自然，可采用逆腹式呼吸，初练放松胸部。

2. 练熟练后，主要意守被操作穴位和胸部的感应，气随呼吸贯入丹田。

〔按语〕

1. 本法能宽胸里气，行气活血、通络止痛，所以对外伤、内伤而引起的胸闷、胸痛和胸胁胀痛均有明显的治疗效果。

2. 无病坚持本法可使百脉通畅，心胸开阔、情绪安和，令人性格开朗，少郁闷。

3. 本法对心前区疼痛的止痛效果较为明显，常作为预防冠心病心绞痛发作的主要方法。（冠心病患者在作擦法时要慎重，开始可不作，经过一定时间锻炼后再作较安全；同时，拿揉内关穴的时间可长达3～5分钟）。

4. 对胸闷不舒、食欲不振、胸痛气急、咳嗽气喘等症亦有一定的疗效。

十一、疏肝法

〔操作部位〕胸部、胁部。

〔操作方法〕

1. 按穴　用两手中指指面分别按揉气户穴（在任脉旁开4寸，锁骨中点下缘直对乳头，主治胸胁胀痛、气喘等）、期门穴与章门穴各1分钟。

2. 擦胸　用右手全掌自胸骨柄向下至剑突部平擦全胸，以透热感为度。

3. 擦胁　用两掌自上向下同时擦两胁部至髂前上棘上方，1

分钟或以被擦部位透热感为度。(图 4-31)

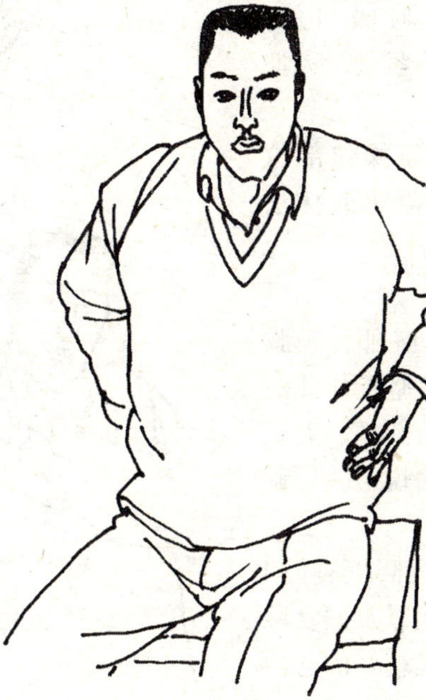

图 4-31　擦胁

4. 抹胁肋　左手上举，用右手掌自左腋下抹胁肋至髂前上棘上部，14 或 21 次；然后右手上举，同法再作右侧 14 或 21 次。(图 4-32)

5. 拍胸　两掌呈虚掌，同时从锁骨下方交替拍打左右胸部，或用单掌分别拍打左右胸部（图 4-33），直至乳房下方为 1 遍，作 7 或 14 遍。拍时注意轻快，不要用实力拍打，同时要有一定的节奏，切忌忽快忽慢、忽轻忽重。

6. 拿穴　分别拿左右外关穴各 1 分钟。

7. 扩胸　随深吸气作扩胸运动，注意吸气时气贯胸中，扩胸意想胸部无限开阔，呼气时胸部放松，气沉丹田。

〔意念〕

1. 两眼微闭，呼吸自然。初练时，胸部放松不紧张，无抑郁感。

2. 熟练后，注意操作部位或穴位的感应。作擦法或抹法时，存想气随之下行。

〔按语〕

1. 本法能疏肝解郁、开胸宣肺、和胃消积。故坚持作此法可使肝气条达、心情舒畅、五脏安和，有利于心身愉悦，脾胃调和。

2. 本法对情致郁结、胸闷不舒、胸胁胀满等症以及妇女乳房胀痛、月经不调有较好的防治效果，同时对慢性肝炎、胆囊炎等也有一定的治疗作用。

3. 本法对消化不良、食欲不振、咳嗽气喘等症也有较好作用。

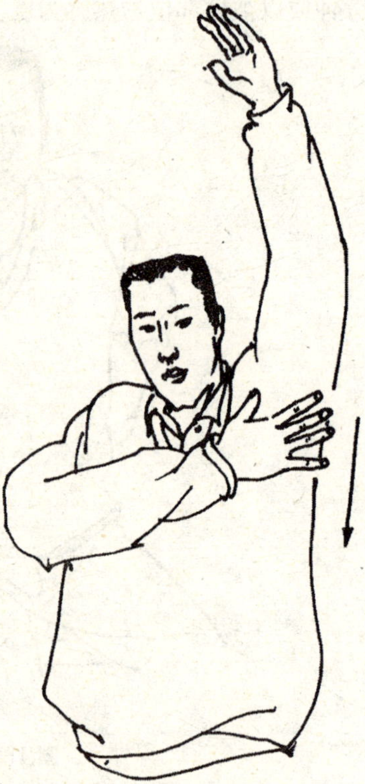

图 4－32　抹胁肋

4. 本法如能与宽胸法结合则其防治效果更佳。

十二、通腑法

〔操作部位〕腹部与骶部。

〔操作方法〕

1. 抹任脉　用右手大鱼际自剑突下沿任脉抹至耻骨联合上

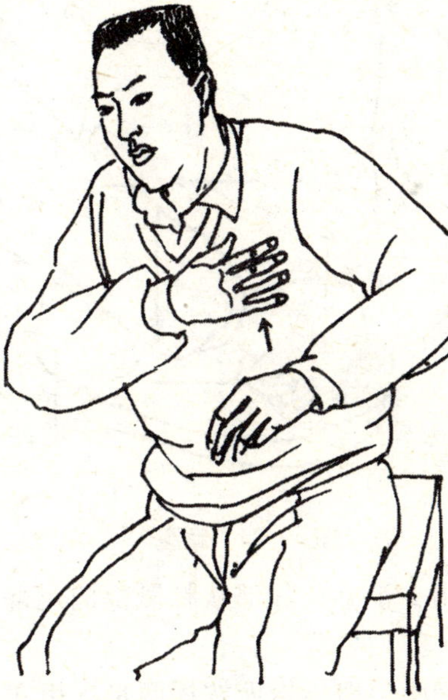

图 4－33　拍胸

方，要求轻缓直下，21 次。

2. 揉穴　用中指指面按揉中脘穴、气海穴各 1 分钟。

3. 拿按天枢　先用两手拇指指端点两天枢穴 1 分钟，然后用一手拇、中指拿两天枢穴 3～5 次。最后用两手拇指按天枢穴 3 分钟左右或更长时间。

4. 摩腹　先两掌重叠，二劳宫穴相对，按于左下腹部（一般主张男性左手在下贴于腹部，右手在上；女性反之），沿顺时针方向用掌摩法（即从左下腹到右下腹，再到右上腹，到左上腹，最后回到左下腹）摩 3～5 分钟或更长时间。（图 4－34）

5. 按穴　以两拇指之间关节突起部同时按揉两下髎穴 1 分钟，然后用一手拇指指间关节突起部按揉长强穴，1 分钟。

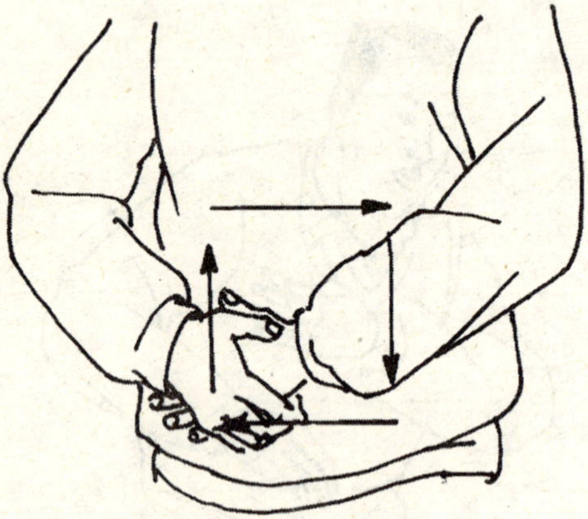

图 4－34　摩腹

6. 擦骶部　用一手小鱼际部从腰骶部向尾部直擦，以有透热感为佳。(图 4－35)

7. 按三里　用两手拇指指面按揉两足三里穴 3 分钟或更长时间。

8. 抹任脉　重复方法“1”的操作。

〔意念〕

1. 两眼微闭，呼吸自然。初练时令整个腹部、骶部放松。

2. 熟练后，重点意守被操作穴位。摩腹时存想腹内之气在腹部随摩动而运行全腹。最后在抹任脉时，引气下行由肛门排出。

〔按语〕

1. 本法能消积导滞、理气止痛、消食和胃、通调二便，同时亦有消腹胀、腹满的功效。坚持久行本法可增强胃肠的蠕动功能而使食欲增强、二便通调。

2. 对因过食生冷、暴饮暴食所致的脘腹胀满、疼痛；或过食厚味而致胃脘不适、大便难解以至大便结节等症有较好的治疗

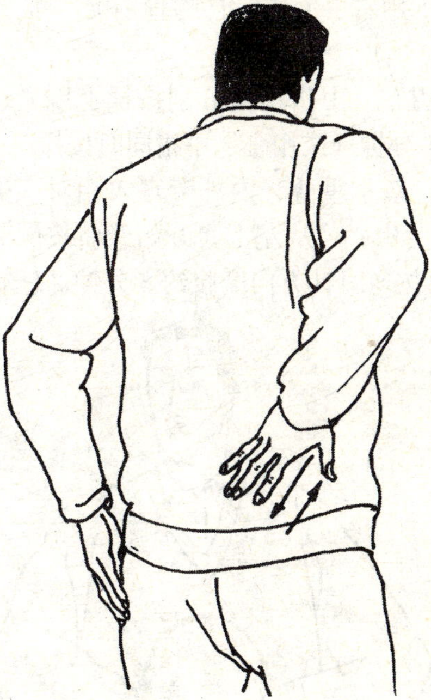

图 4－35　擦腰骶

作用。

3. 对胃中不和而致失眠、习惯性便秘、妇女痛经、月经不调等症亦有一定的防治作用。

4. 本法如能结合宽胸法、疏肝法练习，对气滞胃痛或肝气犯胃而致胃痛、消化不良、食欲不振、便秘、痛经等症的防治作用更佳。

十三、温中法

〔操作部位〕上腹部。

〔操作方法〕

1. 抹任脉　用右手大鱼际自胸骨剑突下推至脐下关元穴 21 次。

2. 揉穴　用右手中指指面分别按揉上脘穴、中脘穴、神阙穴、气海穴各 1 分钟（或用食、中指同时按揉两个穴位）。

3. 摩上腹　双掌重叠，内外劳宫穴相对（男左下右上，女反之），以中脘为中心，从左上腹开始经脐按顺时针方向摩腹约 3 分钟：然后再按逆时针方向摩腹约 3 分钟。（图 4－36）

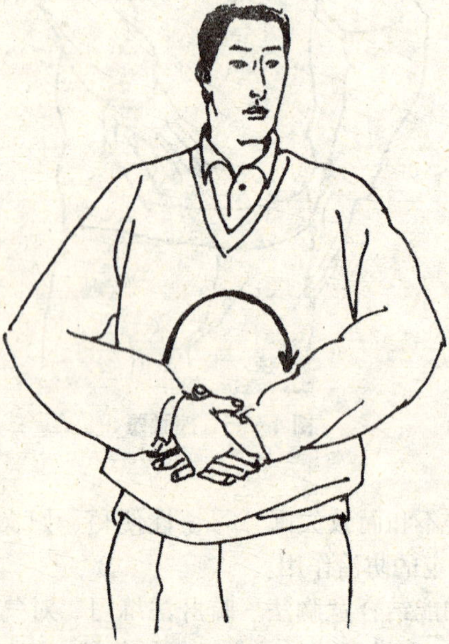

图 4－36　摩上腹

4. 按振中脘　接上式，以双手按于中脘穴作振颤或揉法，5 分钟或更长时间。

5. 振神阙　接上式，以劳宫穴按于神阙穴，作振颤法 5 分钟或更长时间，如不作振颤可改为按揉法，注意揉的幅度不可过

大，要小而紧。（图 4－37）

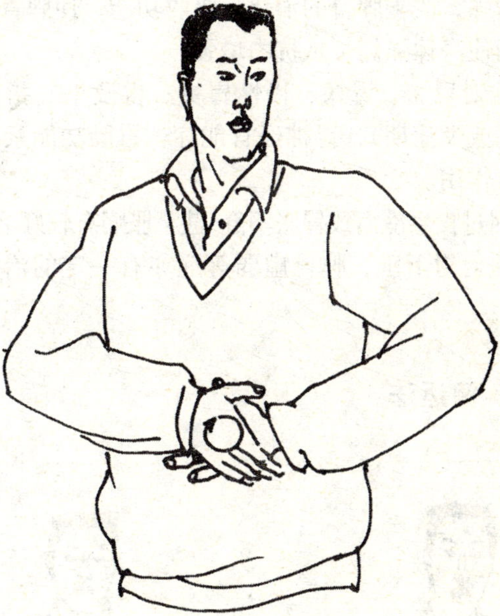

图 4－37　按揉神阙

6. 按俞穴　右手握拳以拇指之间关节突起部分别按揉左侧背部的脾俞穴与胃俞穴各 1 分钟；然后改用左手如法按揉右侧背部的脾俞穴与胃俞穴各 1 分钟。

7. 揉三里　用两手拇指指面同时按揉两足三里穴 3 分钟。

〔意念〕

1. 闭目，呼吸自然，用腹式呼吸法时，按穴应随呼吸而按之。初练时放松腹部。

2. 熟练后，意守被操作穴位。摩腹和振中脘、神阙穴时应注意掌心的热感透入腹内并逐渐加强，体会腹内的温暖感。

〔按语〕

1. 本法能温中散寒、消食和胃、理气止痛。久行本法可使胃肠功能增强，改善脾胃的消化、吸收功能，使脾胃安和、饮食正常，进而使身体强健，抵抗力增强。

2. 本法对胃痛、胃寒、慢性胃炎、胃及十二指肠溃疡（慢性非出血期或炎症期)、胃神经官能症、胃肠功能紊乱等病症有较好的治疗作用。

3. 对因过食生冷而致胃胀不舒,甚至胀痛有较好治疗作效果。

4. 本法对胃下垂、脾胃虚弱等症亦有一定的治疗、保健效果。

十四、健运法

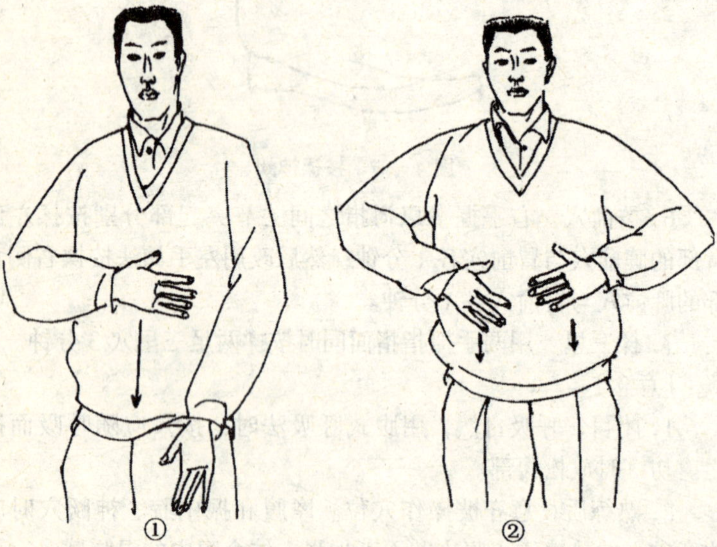

图 4－38　抹腹

〔操作部位〕腹部。

〔操作方法〕

1. 抹腹　先用右手大鱼际自剑突下沿任脉向下直抹至耻骨联合上 14 次；然后再用两手大鱼际，自第七肋骨下缘沿任脉经两侧旁开 2 寸向下抹至耻骨上缘，14 次。(图 4－38)

2. 揉穴　用右手劳宫穴（也可两手重叠）分别按揉中脘穴、神阙穴和关元穴，各 3 分钟左右。

3. 摩全腹　两掌重叠，内外劳宫穴相对（男左下右上，女反之)，以脐为中心，从左下腹开始，按顺时针方向经关元与中脘两穴摩全腹，3 分钟或 36 圈：然后再按逆时针方向摩全腹 3 分钟或 36 圈。(图 4－39)

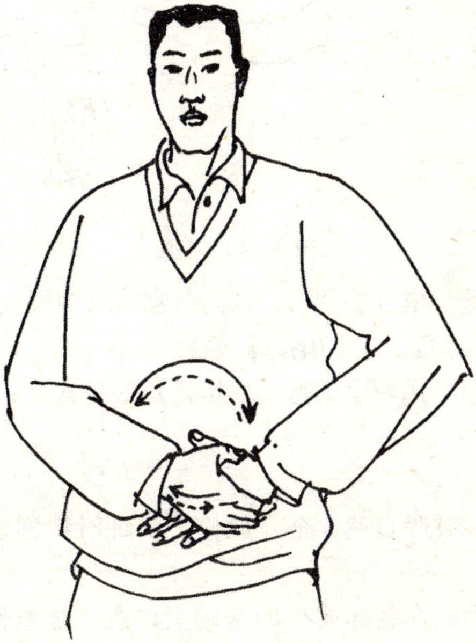

图 4－39　摩全腹

4. 擦腹　用右手全掌自剑突下沿任脉经向下横擦腹部至耻骨联合上部，以腹部有透热感为度。(图 4－40)

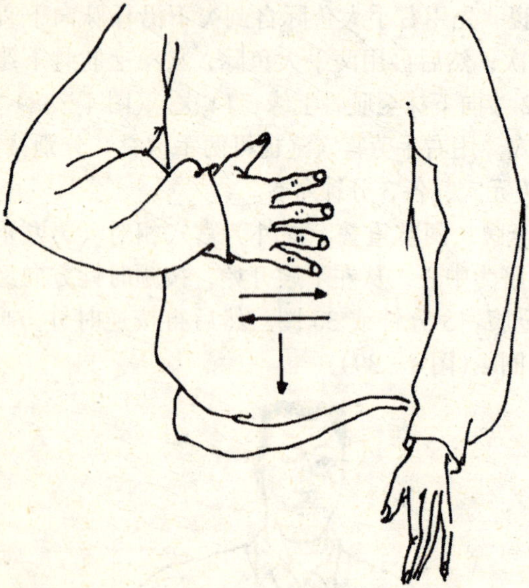

图 4－40　擦腹

5. 振神阙　依方法“3”，以内劳宫穴对神阙穴振颤脐部 3～5 分钟或更长时间，亦可用按揉法替代之。

6. 揉三里　用两手拇指指面按揉足三里穴 3～5 分钟或更长时间。

〔意念〕

1. 闭目，呼吸自然，全身放松。初练时特别是腹部要完全放松。

2. 熟练后，在腹部放松的基础上，意守被操作部位。摩腹时，顺时针方向摩时存想腹内的气由丹田逐渐扩大，最后到达全腹；逆时针摩腹时，气由全腹逐步缩小，最后气聚丹田。振神阙穴时，存想被振穴位的气感越来越强，热感越来越强。

〔按语〕

1. 本法是补益脾胃的主要保健推拿法。具有补脾健胃、温中散寒、和胃安神、补益气血等作用。久行本法可调整和增强脾胃功能，增加胃肠蠕动，促进胃肠的消化、吸收能力，使人食欲增加，二便通调。

2. 本法对慢性胃炎、胃及十二指肠溃疡、胃肠功能紊乱、消化不良、营养不良、食欲不振、脘腹胀满、便秘、久泻等症有较为明显的防治作用。

3. 对失眠、耳鸣、痛经、闭经、胃下垂等症亦有较好效果。

4. 本法与疏肝法结合对妇科疾病的治疗效果较为明显；与安神法结合对失眠、头晕、健忘等症效果明显。

本法与培元法是推拿保健最常用的主要推拿法。盖脾胃乃后天之本，气血生化之源。而气与血又是生命活动的基本动力和营养物质，人的脏腑、经络、筋骨、皮肉全耐于气血的濡养，所以补益脾胃和培元益气，历来被养生学家们视为养生保健的关键。因为脾胃功能健旺，气血充沛，对抗衰防老，强身健体，延年益寿有着特殊的意义，故久行此法，必收大益。

十五、培元法

〔操作部痊〕小腹部。

〔操作方法〕

1. 掌揉穴　叠掌，两掌内外劳宫穴相对（男左下右上，女反之），以内劳宫穴对于脐和关元穴，按于其上，依次分别按揉两穴，每次 3 分钟。

2. 摩小腹　接上式，以关元穴为中心经中极穴与神阙穴，先按顺时针方向摩 3 分钟；然后在按逆时针方向摩 3 分钟。（图

4－41）

3．按命门　以拇指指间关节突起部（屈拇指），按揉命门穴3分钟。

4．击腰骶　右手（或两手）空握拳，以拳背有节律的击打腰骶部14～21次或49次。（图4－42）

5．揉丹田　方法同“1”，以内劳宫穴对关元穴，用全掌按顺时针与逆时针方向按揉之，各36圈。（图4－43）

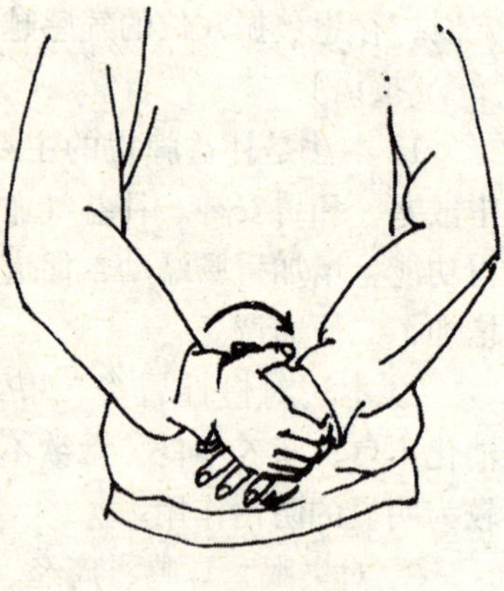

图4－41　摩小腹

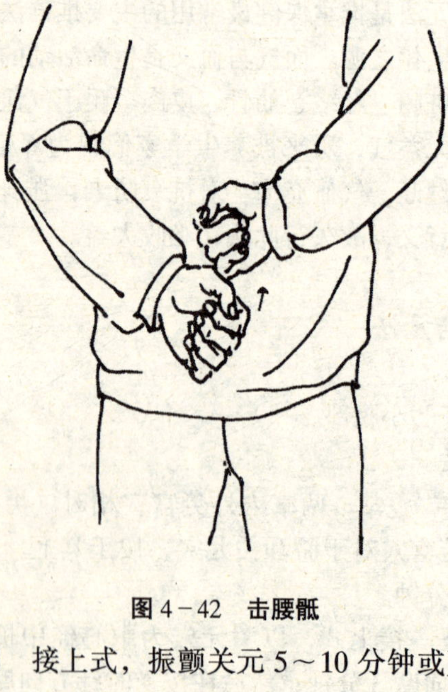

图4－42　击腰骶

6．振丹田　接上式，振颤关元5～10分钟或更长时间并同

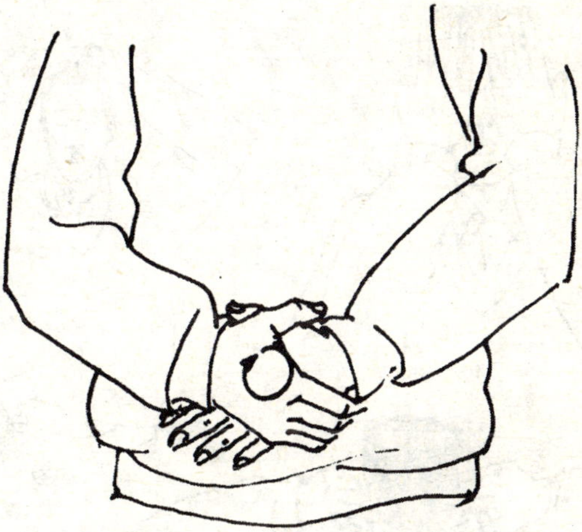

图 4－43　揉丹田

时微微揉动，结束后再缓慢轻揉 1 分钟。此法也可选用单手来进行。

7. 引气归元　摩手令热后，先以两掌掌心轻按双目 3 息，吸气时气贯瞳仁，呼气时气沉丹田。然后向上抹至头顶，并以两手中指重叠按于百会穴，3 息，吸气时气贯百会，呼气时气沉丹田。最后，两手由头顶向后枕部下抹，顺颈椎两侧直抹至肩井穴，用两手中指分别按于肩井穴，3 息，吸气时气贯丹田，呼气时气达四肢。（图 4－44）

〔意念〕

1. 闭目，呼吸调匀。先用自然呼吸法后逐步过渡到逆腹式呼吸法。本法配合逆腹式呼吸最好。初练时，小腹放松。

2. 熟练后，意守操作的部位与穴位。摩腹时，存想小腹之气随摩动而转动。顺时针揉丹田时，存想腹内的气由丹田逐渐扩大，最后到达整个小腹：逆时针揉丹田时，气由整个小腹逐步缩小，最后气聚丹田。振丹田时，注意丹田的气感越来越强，热感

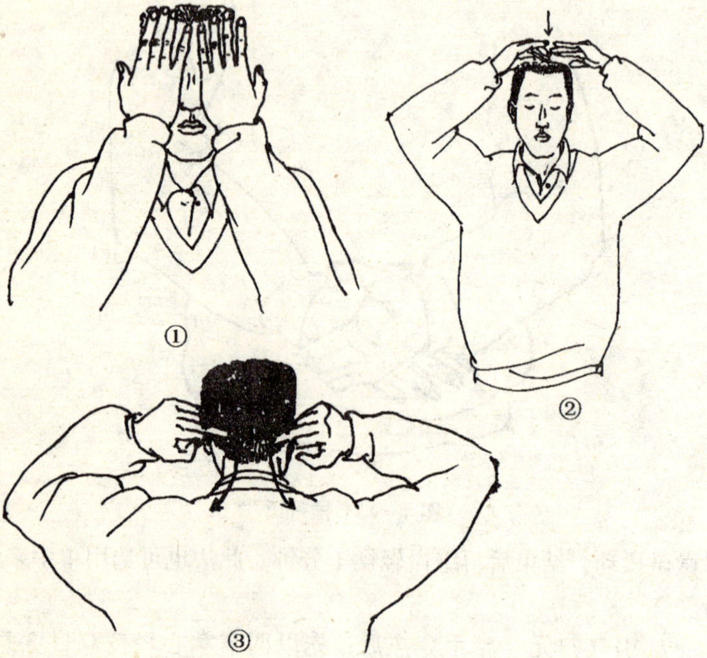

图 4－44　引气归元

越来越强，最后随轻轻按揉而收之。

〔按语〕

1. 本法属强壮身体、提高身体素质的保健推拿法，其具有培补元气、温补元阳、调理气机、补益气血的作用。久行本法可调整和增强脏腑功能、提高身体素质、增强机体的抵抗力。令身体强健、精神饱满、精力充沛、百病难生。

2. 对形寒肢冷、阳气不达、小腹冷痛、久泻脱肛、性冷、腰膝酸软及冷痛等症有较好的防治作用。

3. 对妇科诸症、失眠遗尿、阳痿等症亦有一定的防治效果。

4. 本法如与健运法结合，对消化系统的诸多病症、糖尿病、肥胖症等亦有较好作用。

十六、强颈法

〔操作部位〕颈肩部。

〔操作方法〕

1. 按穴　用两手中指指面分别依次按揉风池穴、完骨穴（在枕后，枕骨乳头下凹陷中，平风池穴）和肩井穴，各1分钟。最后拿肩井穴3～5次。

2. 揉颈　先用两手食、中、环三指按揉颈椎两侧，自颈枕部向下至颈肩部，7遍。然后再用右手或左手中指指面自风府穴顺颈椎棘突按揉至大椎穴并在大椎穴按揉片刻为1遍，作7遍。

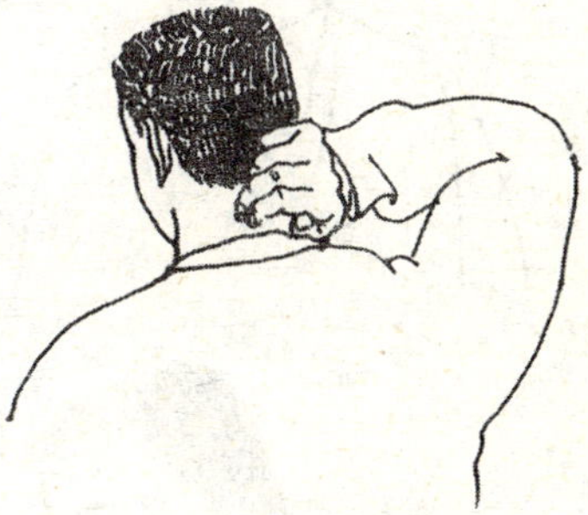

图4－45　拿颈部

3. 拿颈部　用一手的掌根与食、中、环、小四指指腹对称拿捏颈椎两侧，自上而下拿捏7遍。（图4－45）

4. 抹颈项　两手摩擦令热后自枕后两风池穴沿颈椎两侧向下抹至颈项部前侧，作7～14遍。

5. 运动颈部　头颈正直，下颌微微内颔，徐徐吸气，随吸气将头向左缓缓转动至最大限度时略作停顿，停顿时将头略向左后下方过旋三下；接着徐徐呼气，随呼气将头缓缓还原至正中位。然后依上法将头向右侧转动，还原。如此为1遍，作7遍。再徐徐吸气，随吸气头缓缓向前屈直至下颌抵触胸骨柄，停顿片刻并将头向前作过屈三下：接着徐徐呼气，随呼气将头缓缓还原至正中位。然后徐徐吸气，随吸气头向后缓缓后伸至枕骨靠近大椎穴，略作停顿并将头向后过伸三下；接着徐徐呼气，头还原。如此为1遍，再作7遍。注意在整个过程中，要以颈椎运动为主，肩、胸尽量不要随之活动。（图4－46）

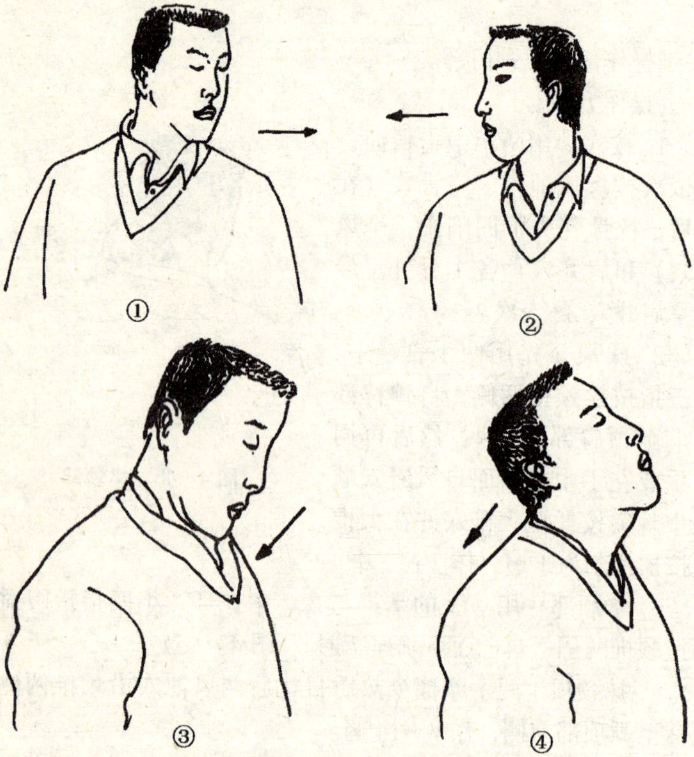

图4－46　运动颈部

6. 拿穴　分别拿左右列缺穴各1分钟。

7. 按肩井　用两手中指指面按揉两肩井穴，1分钟。然后按方法“4”抹颈项部7遍。

〔意念〕

1. 头颈正直，呼吸自然。初练时注意颈部放松。

2. 熟练后，意守操作部位和穴位。转动颈部时”存想颈部处于向上牵伸拔直的状态。

〔按语〕

1. 本法是颈部的主要保健推拿法，具有舒筋通络、缓解痉挛、活络关节的作用。久行本法可促进头颈部及肩部的血液循环、改善枕部与后脑部的血液供应、增强颈项部与颈肩部的肌肉、韧带和颈椎小关节囊等一切颈肩部软组织的力量，使头颈部活动正常、灵活。

2. 对各类颈椎病以及落枕、颈背筋膜炎等症有较好的防治作用。

3. 对肩周炎、肩背胀痛、麻木、肩背疲劳等症亦有一定的防治效果。

4. 本法若与安神法结合，对颈椎病引起的眩晕、头痛、头胀、失眠等有较好的效果。

5. 本法与舒背法结合为防治颈椎病的理想方法。

十七、舒背法

〔操作部位〕颈肩部。

〔操作方法〕

1. 按穴　先用两手拇指、食指对称拿捏两肩井穴，1 分钟。然后用一手中指按揉大椎穴 1 分钟，再用两手拇指指面按揉两风池穴 1 分钟。最后用右手中指指面按揉左侧肩胛骨内上角（肩井穴内侧部），再用左手按揉右侧各 1 分钟。

2. 运辘轳　沉肩垂肘，两上肢自然下垂，两肩同时向前方运转，亦可两肘屈曲，用肘向前方运转，使肩胛骨沿肩胛胸壁关节作上、内、下、外活动，36 次。然后再向后方如法运转 36 次。(图 4－47)

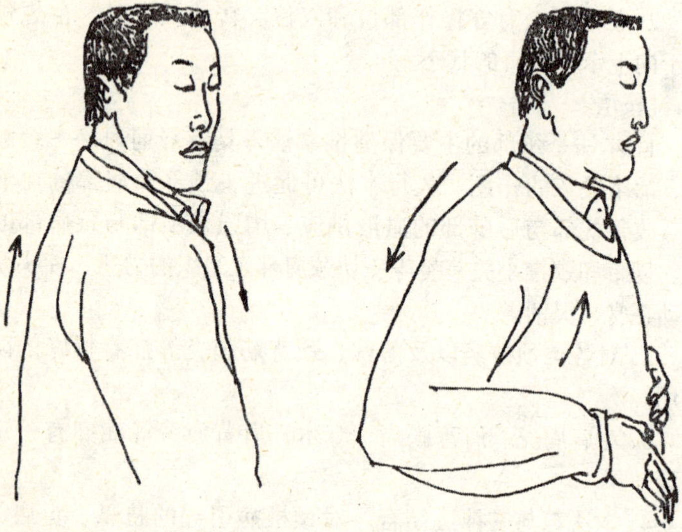

图 4－47　运辘轳

3. 舒背　接上式，两肘屈曲，吸气时令两肩后伸，近似作扩胸运动，但必须使两肩胛骨尽量向一起靠拢，胸部向前挺起；呼气时，两肩内扣，背部向后撑张开，使肩胛骨尽量向两侧移开，如此为一息，作 7 息或 14 息。注意动作要尽量达到最大限度，但切忌盲目蛮干。(图 4－48)

4. 擦肩部　用右手手掌擦左侧肩胛骨内上角部，以局部透热为度。再依法用左手擦右侧肩胛骨内上角。(图 4－49)

5. 拿穴　用右手拇指与食、中、环三指分别拿左侧曲池穴与手三里穴各 1 分钟：如法再用左手拿右侧曲池穴与手三里穴。

6. 按肩井　用两手中指指端同时按两肩井穴 1～3 分钟。

〔意念〕

1. 闭目或微睁双目，呼吸自然，胸式、腹式呼吸都可。放松肩背部。

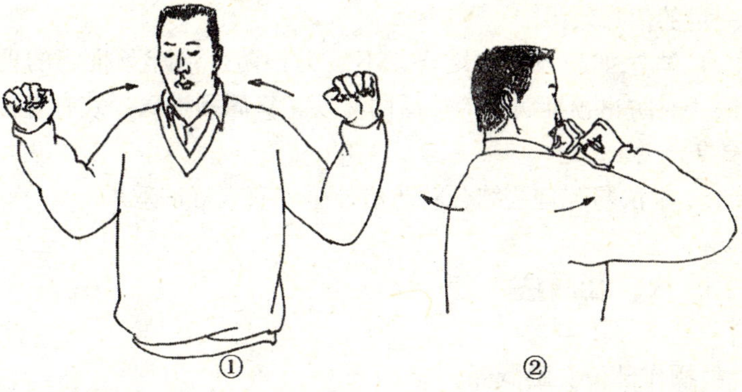

图 4－48　舒背

2. 熟练后，意守被操作的穴位。运辘轳时两肩要轻松自如的连同肩胛骨运动；舒背时，动作与呼吸配合，存想两肩在吸气时合于一起，呼气时分达背部两边缘；按肩井时，存想周身气血随呼吸而畅通。

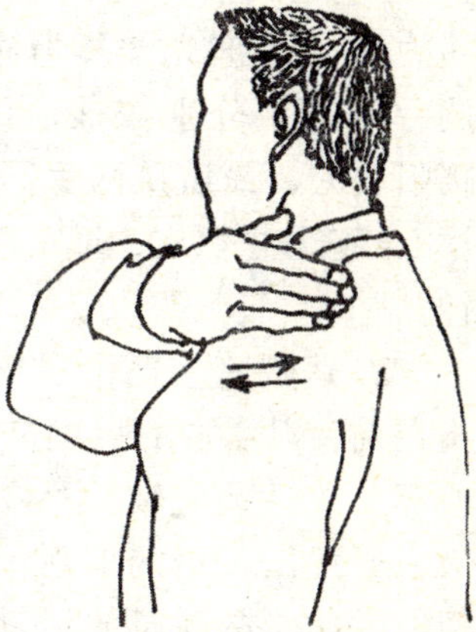

图 4－49　擦肩部

〔按语〕

1. 本法是肩背部和颈肩部较为理想的保健推拿法，同时对胸部亦有较好的保健作用。具有舒筋活络、祛风通络、温养经络、滑利关节和增强胸廓运动的作用。久行本法可改善肩背的血液循环，增强肩背部筋膜、肌肉的活力，令肩背强健、活动自如。

2. 本法对颈椎病、落枕、肩周炎、肩背痛、肩臂痛以及上肢麻木等症有较好的防治作用。

3. 对肩背部外伤后遗症、胸部挫伤、胸椎后关节紊乱症等有一定的治疗效果。

4. 本法如与强颈法结合，不失为预防、治疗颈椎病的理想方法。对防止颈椎病在治疗后的复发，巩固颈椎病疗效有着特殊的效果。

5. 本法与疏理法结合对防治外感亦有很好的效果。

十八、壮腰法

〔操作部位〕腰骶部。

〔操作方法〕

1. 揉穴位　用两手拇指指间关节突起部先按揉肾俞穴，然后用一手分别按揉命门穴、腰阳关穴，最后用两手同时按揉上髎穴和次髎穴，每穴各1分钟。

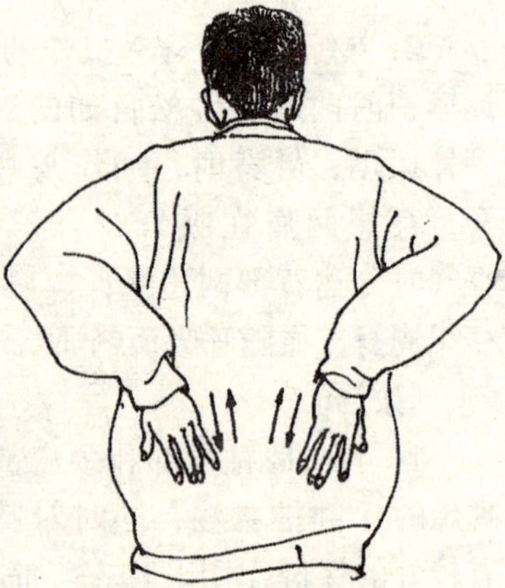

图4－51　擦腰骶

2. 运腰胯　两手摩热，拇指在前，以掌心对肾俞穴按住腰部，并以腰为轴，随徐徐呼吸，令腰作缓缓的前屈、右侧屈、后伸、左侧屈的活动，如此为1遍，作14遍；再作前屈、左侧屈、后伸、右侧屈的活动，14遍；（图4－50）然后上体不动，先顺时针方向，后逆时针方向旋转胯部，各36圈。

3. 擦腰骶　两手摩热用小鱼际同时自腰部向下直擦腰骶部两侧，以局部透热为度。（图4－51）

4. 击腰骶　两手空握拳，亦可用一手，以拳背交替叩击腰阳关穴36次或3分钟左右。

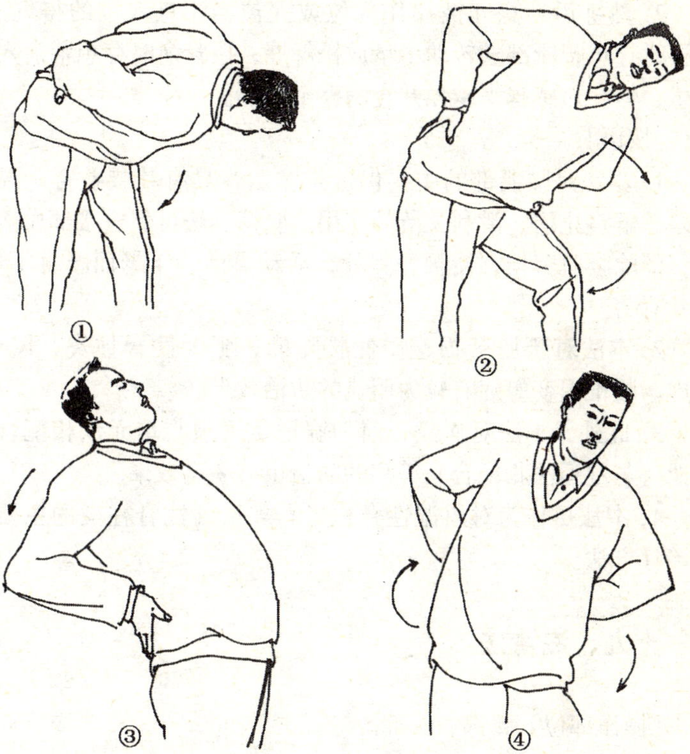

图 4－50　运腰胯

5. 拿穴　用两手拇指或中指指面同时拿揉殷门穴（大腿根部臀横纹中点到腘窝横纹中点连线上，臀横纹下 6 寸处）、委中穴、承山穴各 1 分钟。然后同时按揉两居髎穴 1 分钟。

6. 按肾俞　两手摩热，以内劳宫穴对肾俞穴，全掌按于腰部（拇指尖向下）3 分钟或更长时间，如能配合用振法则更佳。

〔意念〕

1. 闭目，呼吸自然。用站位（体弱者或初练者亦可用端坐位）。腰骶部放松。

2. 熟练后，意守被操作部位或穴位，注意穴位的得气感。运腰时存想腰骶部随转动尽量放松舒展；按肾俞时存想肾俞穴的热感，体会热感越来越强并充满整个腰部。

〔按语〕

1. 本法是腰骶部的主要保健推拿法，具有壮腰益肾、温经祛寒、解痉止痛、滑利关节的作用。坚持本法可促进腰部血液循环，消除腰肌劳损，使腰脊强壮，活动灵活，年老而腰直不弯，健壮有力。

2. 本法对腰肌劳损、慢性腰腿痛、肥大性脊柱炎、风湿、肾虚、腰椎退变等症有较为明显的防治效果。

3. 此外，本法对痛经、前列腺增生（须与培元法相配合）、久泄（与健运法相配合）等症的防治也有一定效果。

4. 本法可作为对风湿性脊柱炎与类风湿性脊柱炎的主要辅助治疗方法。

十九、滋肾法

〔操作部位〕腰部、头部。

〔操作方法〕

1. 揉肾俞　两手拇指屈曲，以指间关节突起部按揉肾俞穴 1～3 分钟。

2. 升降法　用两手拇指指峰同时点左侧睛明穴与太阳穴，约1分钟，然后点睛明穴之指峰向上提，点太阳穴之指峰向下按，各三下，如此为一次，作3次；再以同法作右侧，亦3次。

3. 按百会　先用右手中指指面按揉百会穴 1 分钟，然后以内劳宫穴对百会以掌按之，如能配合震颤法则效果更佳。

4. 揉擦涌泉　取盘坐位或端坐位。两手拇指分别或同时按揉两涌泉穴 3 分钟（图 4－52）；然后用左手小鱼际擦右涌泉穴，

以右手擦左涌泉穴，以透热为度。注意擦时先慢渐快，用力要平稳。(图 4－53)

5. 拿三阴交　用两手分别先拿后按揉两三阴交穴，各 1 分钟。

〔意念〕

1. 闭目，呼吸自然，尽量采用逆腹式呼吸。初练时令头部、足部和腰部放松。

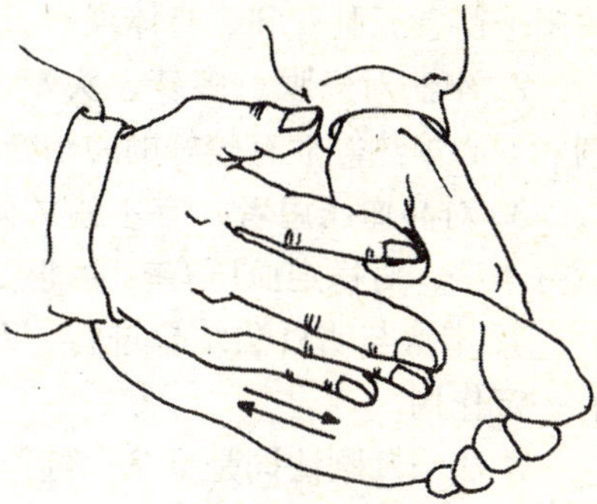

图 4－53　擦涌泉

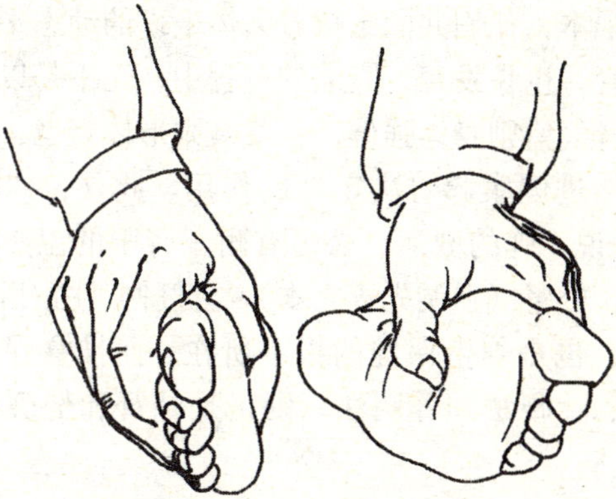

图 4－52　揉涌泉

2. 熟练后，意守被操作的穴位。作升降法时，当提、按时气应随呼吸下行，即吸气时气贯丹田，呼气时气下行至涌泉。按百会时，气由百会下行直达足底涌泉穴，但要意守住涌泉，不能使气由此外泄。

〔按语〕

1. 本法是滋补肾阴的主要保健推拿法，具有滋养肝肾、滋阴清热、除烦安神的作用。久行本法可令肾阴充足、肝木条达、阴阳平衡、五脏安和、身体强健。

2. 本法对失眠、多梦、头晕、眼花、耳鸣、心悸、小便不利、五心烦热等症有较好的防治效果。

3. 对高血压患者，有不错的降压作用；高血压患者经治疗后行本法，对稳定血压有较为理想的效果。

4. 本法与明目法结合进行，对于治疗目赤肿痛和增强视力有一定作用。

本法与壮腰法同是推拿保健最常用的主要推拿法，盖肾为先天之本，生命之根，其主骨，生髓，通于脑，肾藏精气，主生殖和发育。肾阴和肾阳乃人的元（真）阴与元（真）阳，是人体阴精和阳气的根本，他们共同维持着人体生理的动态平衡，中医在论述人的生育，生长发育，衰老的过程中，无不是以肾气的盛衰作为依据，肾气盛则身体强健，肾气衰则形体衰老，因而补肾对延缓衰老，增进健康起着决定性的作用。此外，“脾阳根于肾阳”，也就是说，脾的健运，必须有耐于肾阳的温煦，所以，在养生保健中，补肾（强调先天之本）与健脾（注重后天之本）是最为关键的，也是养生保健的根本所在。而推拿保健中，健运法、培元法、壮腰法和养阴法，则正是补肾和健脾的理想推拿法。

二十、活络法

〔操作部位〕上肢部。

〔操作方法〕

1. 松关节　用右手拇、食、中三指分别拿揉左上肢的肩关节、肘关节和腕关节周围，各 1～3 分钟；然后再用左手如法拿揉右侧，也各 1～3 分钟。

2. 捏上肢　用右手全掌自肩部拿捏左侧上肢直至腕部为 1

遍，作 7 遍；然后再用左手如法拿捏右侧上肢，亦 7 遍。

3. 叩肩　右手空握拳，自肩部依次叩击左侧肩的前、外、后侧，约 3 分钟；然后如此法左手叩击右肩。

4. 击上肢　右手手指自然伸开，用小鱼际尺侧缘轻快叩击左侧上肢的前、外、后侧，各 3 遍：然后依此法左手叩击右上肢。（图 4－54）

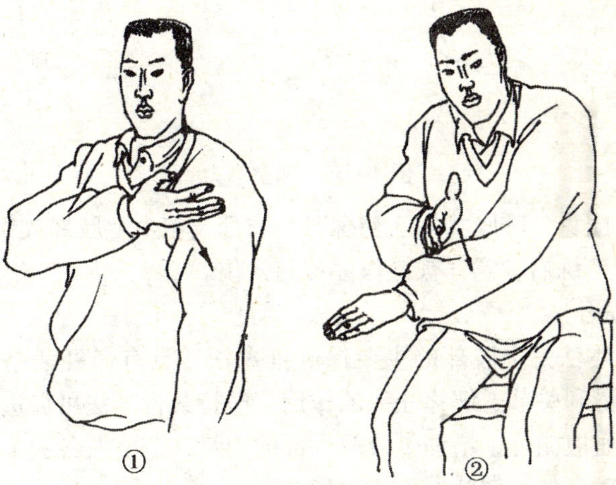

图 4－54　击上肢

5. 运动关节　两上肢同时屈伸与旋转活动肩关节、肘关节和腕关节，每个关节活动 1 分钟。

6. 捻五指　先用右手拇、食、中三指指面捻左手五指，每指捻 3 遍，再拔伸 3 次；再用左手如法操作施于右手五指。

7. 抓空增力　两手同时随呼吸用力作握拳活动，即吸气时紧握双拳，呼气时手指放松并尽量用力伸展，作7息或更多。注意握拳时整个上肢都要用力，放松时手指用力伸展开。（图4－55）

8. 擦手背　两手分别擦两手背，以透热感为度。

〔意念〕

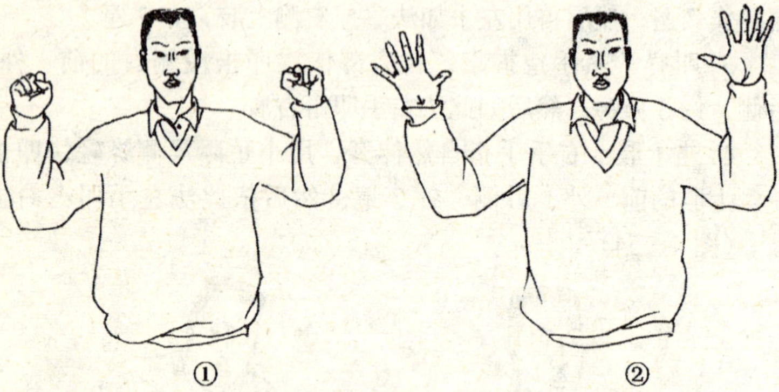

图 4－55　抓空增力

1. 闭目，呼吸均匀。初练时，肩部及整个上肢部放松。

2. 熟练后，意守被操作部位与穴位。

〔按语〕

1. 本法是上肢部的主要保健推拿法，具有通经活络、行气活血、滑利关节、解痉止痛的作用。坚持久行本法可促进上肢及末梢的血液循环，增强上肢及手部的力量，令上肢各关节和指间关节活动自如，健壮有力，手指灵巧。

2. 本法对防治肩周炎（早期效果优佳）、网球肘、肱骨内上髁炎、腱鞘炎、肌腱炎以及弹响指等均有较好效果。

3. 对末梢神经炎、手指麻木症（非神经压迫而引起者）、手部冻疮等亦有一定的防治作用。

4. 对风湿性与类风湿性关节炎和关节活动不利亦有一定的治疗效果。

5. 另外，下肢的关节可参考此法结合理筋法进行。

二十一、理筋法

〔操作部位〕下肢部。

〔操作方法〕

1. 按穴位　用两手拇指或中指指面同时按揉两下肢的髀关穴、伏兔穴、血海穴、委中穴、膝眼穴、阴陵泉、阳陵泉与解溪穴各1分钟左右。

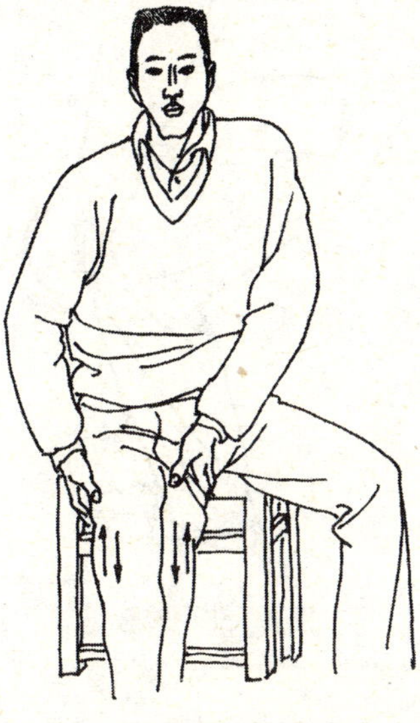

图 4－56　搓下肢

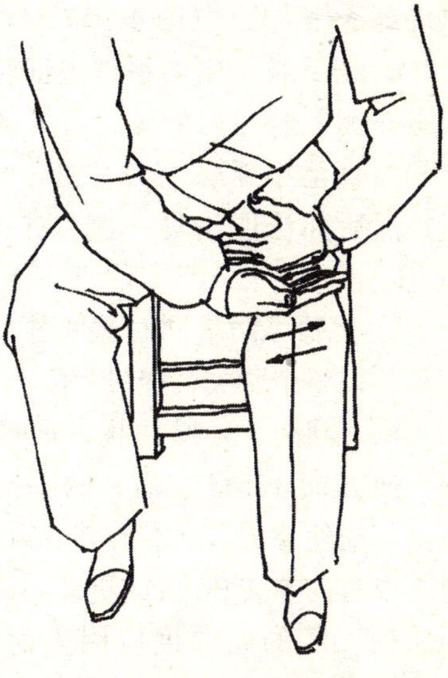

图 4－57　搓膝

2. 拨膝眼　用两手拇指指端同时点拨并按揉两膝眼穴及髌韧带的两侧3～5分钟。

3. 揉髌骨　同时用两手掌、或拇指指面、或掌根与小鱼际按揉髌骨周围，以髌骨上下缘为重点3～5分钟。

4. 搓下肢　两手环抱一侧下肢的大腿根部直搓至小腿踝上，搓时要轻快，边搓边揉顺势而下，搓时要快而移动缓慢，如此作3遍；然后再如法搓另一侧，亦作3遍。（图4－56）

5. 搓膝　两手小鱼际分别按于髌骨上、下端，作先慢渐快的搓动，以局部透热为度。（图4－57）

6. 击下肢　用两手掌根部轻轻叩击一侧下肢的内外侧，自大腿根部开始直至小腿踝上8寸处，作3遍；然后如法叩击另一侧，亦作3遍。

7. 擦膝　两掌同时擦两膝关节周围，以整个膝关节透热为度。

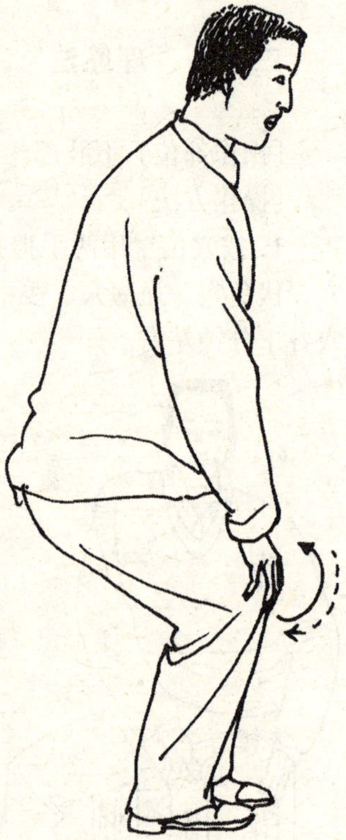

图4－58　转膝

8. 转膝　两腿并拢，两膝微屈，或屈曲130℃左右，两手按于膝上，先使膝关节向右旋转36次或更多；再向左转36次或更多。注意屈膝时，膝的屈曲度应因人而异，转速也要因人而异，总之，转膝活动自始至终都要适度。（图4－58）

〔意念〕

1. 闭目，呼吸自然均匀，初练时注意整个下肢和膝部放松。

2. 熟练后，存想被操作部位，体会气感，或意守被操作的穴位。转膝时存想膝关节随转动而灵活自如。

〔按语〕

1. 本法是膝与下肢的主要保健推拿法，具有舒筋活络、滑利关节、行气活血的作用，盖膝为筋之府，而筋乃络缀形体，连接关节，主一身之运动。中医认为：人的运动功能正常与否，与筋的健壮与否有着直接的关系，故在养生保健中，注重对筋的保养亦就显得比较重要；同时，人在衰老的过程中，运动功能的衰退往往都是从膝关节的运动功能衰退开始，所以有人提出：内脏的衰老，最先表现在脾肾两脏的功能衰退，而形体的衰老，最先反应在腰、膝活动功能的衰退。故久行本法可促进下肢的血液循环，增强膝关节与下肢肌肉的力量及韧带的韧性，令人下肢筋骨强健、步履强劲、动作灵活。

2. 本法对膝关节软组织劳损、膝关节损伤（包括滑囊、半月板、软骨面损伤等）、风湿性关节炎、增生性关节炎（膝关节骨刺）、膝关节酸软无力等症有较好的防治疗效果。

3. 对下肢肌肉萎缩、下肢瘫痪、膝关节痿软等症亦有一定的治疗效果。

二十二、通乳法

〔操作部位〕乳房部、胁部。

〔操作方法〕

1. 按穴　用两手中指指面同时分别按揉乳根穴、气户穴和期门穴各半分钟。右手中指指端按揉膻中穴 3 分钟或更长。

2. 按揉乳房　用右手食、中、环三指指面，或用大鱼际，自左侧乳房根部依次逐渐向乳头部按揉整个乳房 5 分钟：再用左手如法按揉右侧乳房。

3. 抹乳房　右手四指自然伸开，自左侧乳房根部向乳头方向抹，随着抹动四指逐渐并拢（为呈扇形），7 次或 21 次：再如法抹右侧。(图 4－59)

4. 拿捏乳房　用两手拇指与其他四指，自左侧乳根部对称拿捏乳房，并向乳头方向边拿捏边推动，直至乳头，3～5遍或更多，以乳房有轻微胀痛感为度；再如法拿捏右侧乳房。（图4－60）

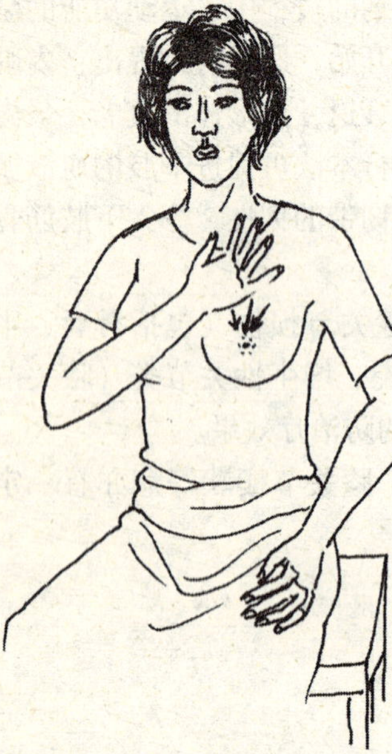

图4－59　**抹乳房**

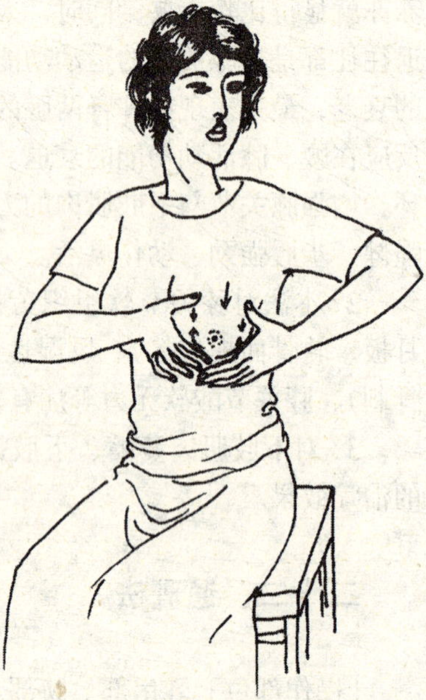

图4－60　**拿捏乳房**

5. 重复方法“2”。

6. 擦两胁　用两掌擦两胁部，以透热为度。

7. 按穴位　用两手拇指指面同时按揉气海穴、足三里穴、三阴交穴，各1分钟。

〔意念〕

1. 端坐位，呼吸自然，初练时上体放松，尤其是胸部及乳房部要放松。

2. 熟练后，意念集中在被操作部位，意想乳腺随动作而畅通。

〔按语〕

1. 本法具有理气通络、活血散结的作用，久行可促进乳房的血液循环，保持乳腺通畅，令乳房丰满、挺拔。对预防乳腺增生、乳腺不通等症有较为理想的效果。此外对乳房肿块（排除乳腺癌）、产妇乳汁积滞、乳络不畅或乳痛初期亦有较好的疗效。

2. 本法若常与培元法，或疏肝法配合，作用更明显，对防治乳房部的疾病有很好效果。

二十三、消瘀法

〔操作部位〕肿胀部位。

〔操作方法〕

1. 揉肿块　用一手拇指，或食、中、环三指指面，或大鱼际部，或掌根部按揉肿胀局部的周围 3 分钟或更长时间；然后从肿胀局部的周围边缘逐渐向中央部按揉，3 分钟或更长时间。（图 4－61）

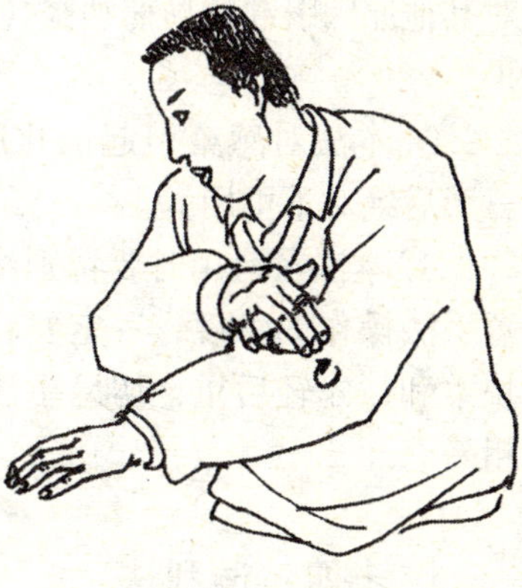

图 4－61　揉肿块

2. 推散　用一手拇指桡侧面，自肿胀局部的中央向四周缓缓的推抹，先轻后重，酌情考虑。2 分钟左右。

3. 擦四周　用一手小鱼际擦肿胀局部的四周，以透热感为度。

4. 按肿块　摩手令热，用一手全掌按于肿胀局部，劳宫穴对准肿块中央（如能作振颤法更佳），3 分钟左右或更长时间。如先按后振，则振后再按 1 分钟左右。

5. 运动关节　屈伸肿胀肢体的肿胀局部之上下关节，1 分钟左右。

〔意念〕

1. 闭目，呼吸自然，患肢放松，肿胀局部放松。

2. 一段时间后可意想被操作的肿胀部位，推散时，想肿块向四周散去。

〔按语〕

1. 本法是唯一一个以治疗为主要作用的推拿法。具有活血化淤、通络止痛的作用，是治疗外伤淤血肿痛的理想方法。同时对其他原因引起的局部肿胀（肿瘤除外）的初期，也有很好的效果。

2. 本法对感染引起的化脓性肿块，在初起时要谨慎使用，三天后绝对不可用。

3. 本法在运用时要特别注意手法操作的力度，一定要轻快柔和，先轻后重，切忌手法粗暴。

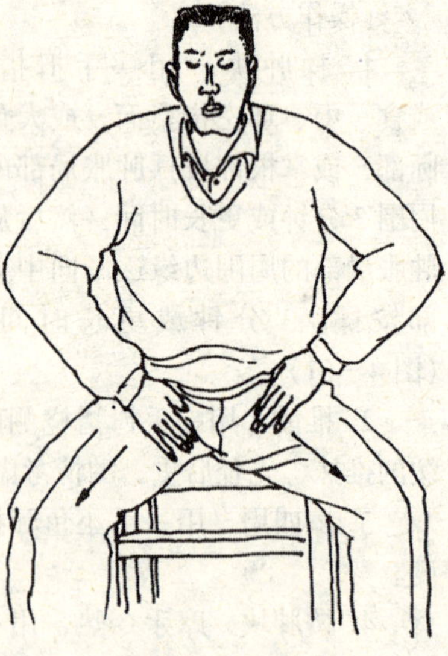

图 4－62　推箕门

二十四、清利法

〔操作部位〕小腹部及大腿内侧。

〔操作方法〕

1. 按穴位　用右手中指指面按揉气海、关元、中极三穴各 1 分钟左右。

2. 揉小腹　两掌重叠（男左下右上，女反之），内、外劳宫相对，内劳宫对关元穴，先按揉小腹5分钟左右或更长，后摩小腹部3分钟，最后振关元5分钟左右或更长。

3. 推箕门　用两手同时自两大腿根部腹股沟向膝关节内侧直推大腿的内侧，5分钟或更长时间。(图4－62)

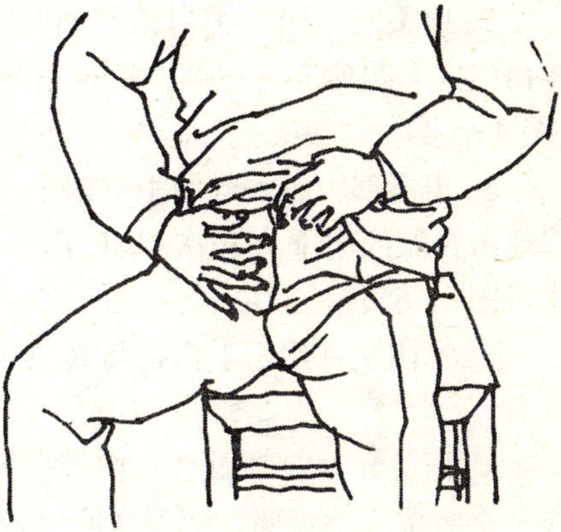

图4－63　压三穴

4. 压三穴　用右手食、中、环三指指端同时按揉关元、中极和曲骨三穴半分钟；然后随呼吸（用腹式呼吸）同时按压上述三个穴位，7息。注意按压时随呼吸腹部的起伏而用力，腹部内收时用力按压，腹部隆起时不用力按压，每一息则力度加深一分，直至最后一息按住不动，停顿片刻。(图4－63)

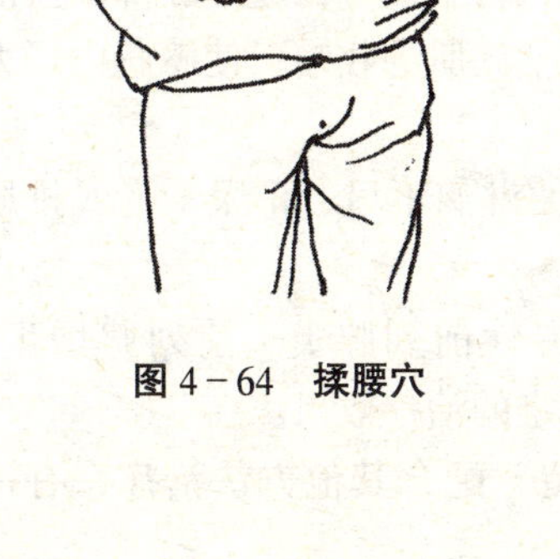

图4－64　揉腰穴

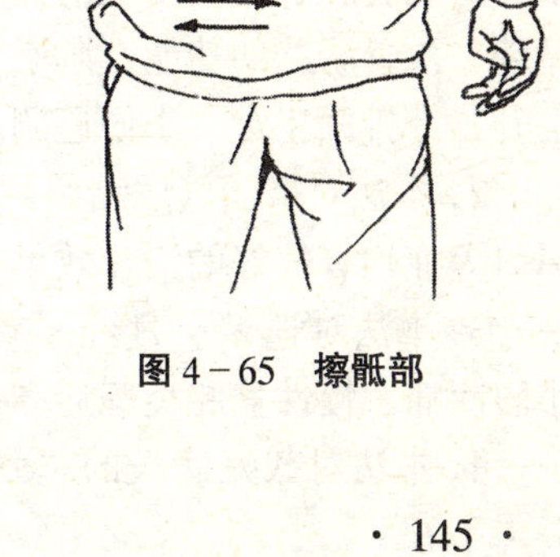

图4－65　擦骶部

5. 揉腰穴　用一手拇指屈曲时的指间关节突起部，分别按揉命门穴、腰俞穴（在第四骶椎下裂孔中）和长强穴各1分钟。(图4－64)

6. 击骶部　右手或两手空握拳，以拳背轻轻击打或交替有节律地击打骶部中下方36次。最后用一手全掌横擦骶部，以透热为度。(图4－65)

7. 拿阴交　用两手拇指与其他四指拿揉两三阴交穴，1分钟左右。

8. 压关元　双掌重叠，内外劳宫相对，以内劳宫对于关元穴，全掌按于小腹部，随每次呼吸逐渐用力，持续的按压关元，7息后，深按不动持续半分钟后，突然放松压力，最后在按顺时针和逆时针方向各按揉36次。

〔意念〕

1. 闭目，呼吸自然，最好能采用逆腹式呼吸。初练时被操作部位放松。

2. 熟练后，意守操作部位和穴位，并体会其感应。推箕门时也随推动意想尿意并逐渐加强：压关元穴时，意想随每次深压有刺激排尿的感觉。如真有尿意，应立即排出。

〔按语〕

1. 本法是泌尿系统的主要保健推拿法，具有补肾气、培元阳、清利膀胱、通调水道的作用，久行本法可促进小腹部的血液循环，改善膀胱的功能，刺激膀胱括约肌的收缩，使膀胱内压力上升，令排尿正常，小便通调。

2. 本法对癃闭（尿潴留）、小便淋漓不尽、排尿不畅或排尿障碍等症均有较好的治疗效果。

3. 本法对遗精、月经不调、慢性前列腺炎、前列腺增生、小腹冷痛、慢性盆腔炎等症亦有一定的治疗效果。

4. 本法对截瘫病人的“尿潴留”配合其他方法治疗，有一定的效果。

二十五、干浴法

〔操作部位〕全身各部。

〔操作方法〕

1. 梳头　两手自然伸直，用十指指腹，从前发际向枕后梳理（推抹）头部，至枕部时两掌沿颈椎两侧向肩部按抹，如此为 1 遍，作 21 遍。

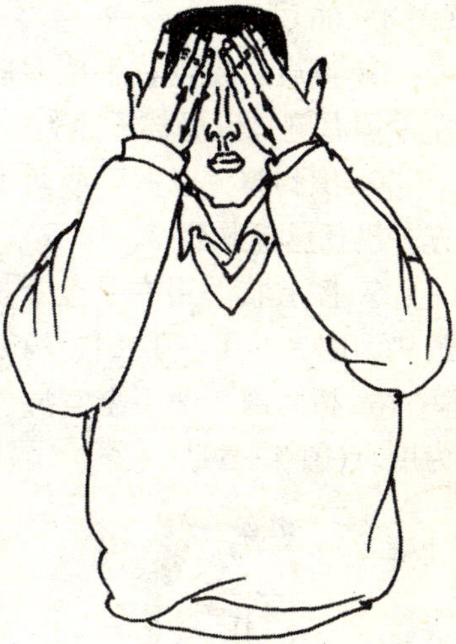

图 4－66　全掌擦面颊

2. 摩面　两手摩热，先以两手四指指腹部擦摩前额部及两鬓角；然后两手小指尺侧与小鱼际擦鼻部两侧；最后以两手全掌摩擦面颊。以各个部位透热为度。

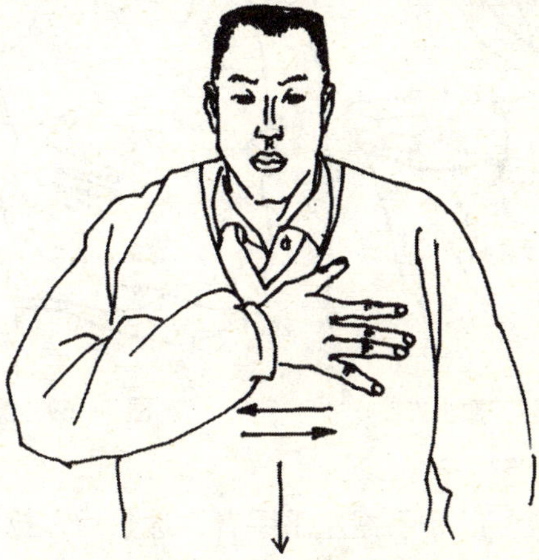

图 4－67　擦胸腹

(图 4－66)

3. 擦肩　先以右手擦左侧肩背的上部，以肩部为主，再以左手擦右侧，以局部透热为度。

4. 擦胸腹　以一手或两手全掌自胸骨柄下方至耻骨联合上方，沿任脉擦胸腹 7～14 遍。(图 4－67)

5. 擦上肢　用右手全掌擦左侧上肢的外、前、后侧、均以透热为度，再用左手按同法擦右上肢。(图 4－68)

6. 擦胁部　两手全掌擦两胁肋部直至髂前上方，局部透热为度。(图 4－69)

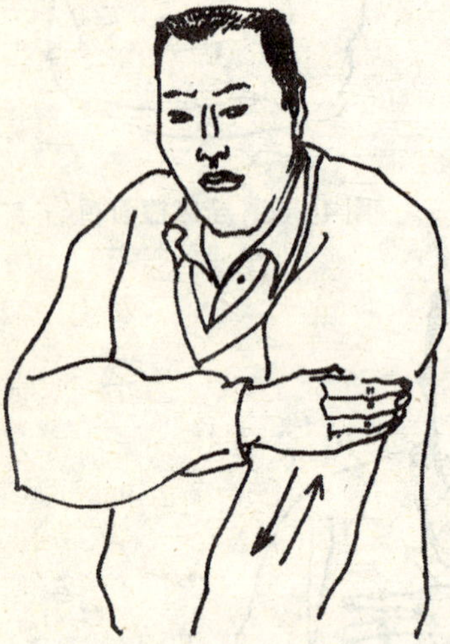

图 4－68　擦上肢

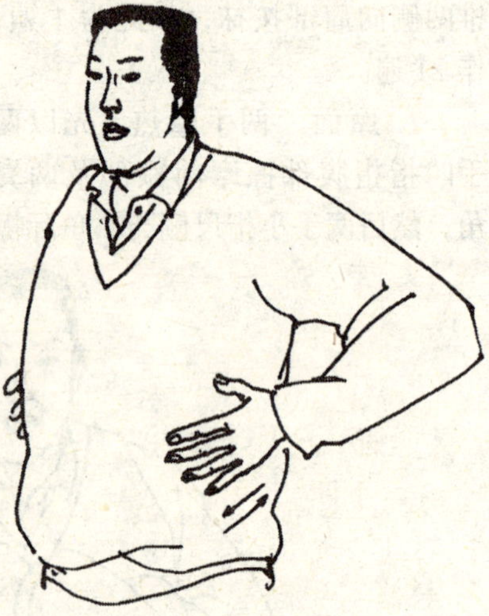

图 4－69　擦胁部

7. 捻五指　以右手擦左手手背，透热后，捻动、拔伸五指各 3 遍；再以同法擦右手。(图 4－70)

8. 擦腰骶　两手摩热，用小鱼际或全掌同时擦两侧腰骶，以透热为度。

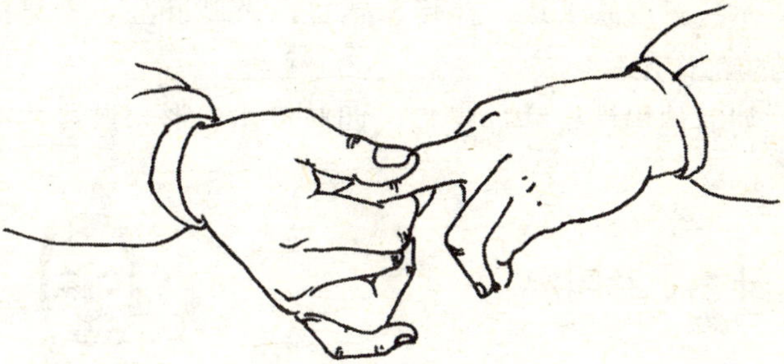

图 4－70　捻五指

9. 擦下肢　先用两手擦右大腿前、后、外、内侧，再擦小腿，透热为度；然后同法擦左下肢。

10. 擦足　先用左手擦左足背部，右手擦左足底部，透热为度，再捻动、拨伸五趾各 3 遍；然后用同法擦右足。

11. 振关元：两掌重叠（男左上右下，女反之），内、外劳宫相对，内劳宫对关元穴，先按振关元 5 分钟左右或更长。然后按顺时针方向揉关元，36 圈：然后再按逆时针方向揉 36 圈。最后按丹田 1 分钟。

〔意念〕

1. 闭目，呼吸自然。全身放松。

2. 熟练后，存想被擦部位如温浴般轻快舒畅。振关元时，意念丹田之热气遍及全身，令遍体温热、百脉通畅、气血畅行、周身舒泰，最后气归丹田，全身如在温水中沐浴。

〔按语〕

1. 本法是全身的保健推拿法，具有温经脉、行气血、和脏腑、健肌肤的作用。久行本法可促进全身血液及体液的循环，调理脏腑机能，改善全身皮肤呼吸与营养，促进机体新陈代谢，有利汗腺、皮脂腺的分泌，增强全身各部的肌肉力量，令身体健壮，抗病能力增强，肤色光泽，精力充沛。

2. 本法对皮肤干燥、搔痒、感冒以及肥胖症、糖尿病等有较好的防治作用。

3. 对其他慢性疾病如痿症、四肢麻木、形寒肢冷也有较好的效果。

二十六、壮阳法

〔操作部位〕小腹部、阴部。

〔操作方法〕

1. 推任脉　用右手大鱼际自天突穴沿任脉推抹至耻骨联合上21次。(图 4-71)

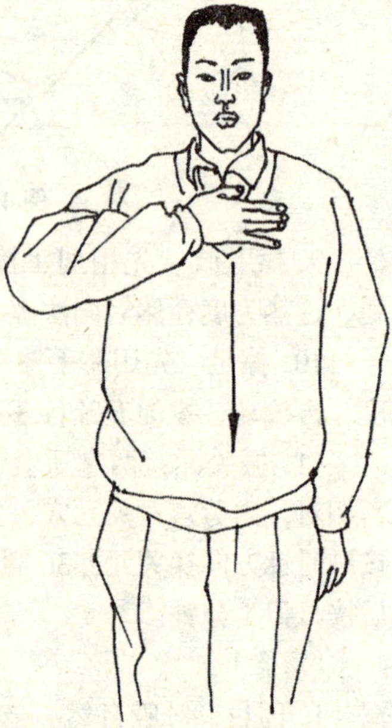

图 4-71　推任脉

2. 按（振）穴　两掌重叠(左手在下、右手在上)，内、外劳宫相对，内劳宫对于脐，先按后振5分钟左右或更长；然后移至关元穴，如法再操作一遍。

3. 搓揉肾囊　两手摩热，抱住肾囊，使睾丸置于两掌心，搓揉睾丸3分钟或更长时间。搓揉时令睾丸有微微酸胀感或稍有胀痛感。

4. 捻捏精索　两手拇指与食、中指同时对称拿住阴茎根部两侧的精索进行捻捏，1~3分钟，以有酸胀感为佳。

5. 挤捏阴茎　先右手抓住阴茎，令龟头外露，随呼吸挤捏阴茎，以龟头有胀感为宜，21次；然后用两手搓揉阴茎，速度不宜快，用力不宜大，应心平气和，以阴茎勃起为度。(如阴茎易勃起者，不必作)。

6. 揉、击肾囊　左手虎口抓住阴茎与阴囊根部，先用右掌轻柔的按揉睾丸，1分钟：然后右手自然放松，以小指尺侧缘轻快的叩击两睾丸，1分钟。以睾丸有微胀感为佳。

7. 牵捏阴部　两手抓住阴茎与阴囊根部，随呼吸逐渐用力向前下牵捏，7息。每一息稍稍增一分力，以阴部有酸胀感为宜。

8. 按揉会阴　用中指指面按揉会阴穴（在阴囊根部与肛门连线中点），1分钟。

9. 按揉腰穴　两手拇指屈曲，以指间关节突起部按揉两侧肾俞穴，1分钟；然后用单手拇指指间关节突起部分别按揉命门、腰阳关、长强穴各1分钟。

10. 击腰穴　两手空握拳，以拳背交替有节律地叩击命门穴、腰阳关与骶尾部，3分钟。

11. 按揉穴位　两手拇指指面分别按揉两侧下肢足三里穴、三阴交穴和涌泉穴，各1分钟。

12. 揉关元　两掌重叠（左手在下，右手在上），内、外劳宫相对，内劳宫对关元穴，按顺时针方向按揉关元穴，36圈；然后再按逆时针方向按揉36圈。

〔意念〕

1. 端坐位，呼吸自然均匀，全身放松，意守丹田。

2. 熟练后，守住丹田，存想被操作部位或穴位之感觉。在阴部操作时要注意阴部放松，一定要心静气定，切勿心气浮躁，待阴茎勃起时，便可停止操作，守住丹田。最后按揉关元时，存想气归丹田。

〔按语〕

1. 本法是常用性保健的推拿法，具有补肾壮阳、培元固精，促进激素分泌，改善性功能的作用。久行可使腰脊强壮，祛病延年，亦能保证性生活的正常与和谐：同时对阳痿、遗精、早泄、滑精、性功能障碍、性冷、精少、男性不育症等的治疗有较好的效果。此外，对腰膝酸软、肾虚腰痛、小腹冷痛、慢性前列腺炎、前列腺增生、小便频数清长、久泄等症亦有一定的治疗效果。

2. 在锻炼过程中，用于保健者应节制房事；若用于治疗阳痿、遗精、性功能障碍等，则需取得妻子的密切配合和支持，禁止性生活，待治疗一段时间后再酌情恢复。对身体健康的青壮年则不宜锻炼本法。

3. 练习本法，如能配合演练“回春功”或“回春六势”，则效果更佳。（“回春六势”具体演练方法，见附录三）

〔附〕足部按摩

一、基本原理

1. 促进全身的血液循环，增加营养供给。

2. 通过神经反射，调整脏器及组织器官的生理功能。

3. 促进经络通畅，气血运行，减轻疼痛。

4. 生物全息学中，人的双脚是整个人体的缩影，各个脏器都在足上有它的相应反射区。刺激相应的反射区可以调节该脏器的功能。

二、反射区的部位及特点

1. 部位　人体共有 64 个反射区，其具体分布是有一定的规律的。（图 4－72～76）

2. 特点　在足部的反射区有以下几个特点：

(1) 人体中双器官的对称性，即左右脚都有一个该器官的反射区。

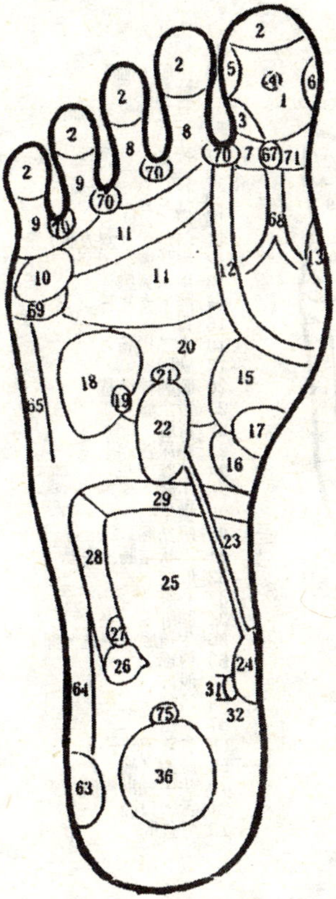

1 头（大脑）
2 额窦
3 小脑·脑干
4 脑垂体
5 三叉神经·颞叶
6 鼻
7 颈
8 目
9 耳
10 肩
11 斜角肌（斜方肌）
12 甲状腺
13 甲状旁腺
14 肺·支气管
15 胃
16 十二指肠
17 胰腺
18 肝脏
19 胆囊
20 腹腔神经丛
21 肾上腺
22 肾脏
23 输尿管
24 膀膛
25 小肠
26 盲肠·阑尾
27 回盲瓣
28 升结肠
29 横结肠
31 直肠
32 肛门
36 生殖腺（睾丸·卵巢）
63 臀部
64 股部
65 臂部
67 血压点
68 食管·气管
69 腋腔（腋窝）
70 头·颈淋巴腺
71 舌·口腔
75 骨盆腔

图 4－72　右足底反射区图

（2）单个器官的整体性，即在左脚或右脚仅有一个该器官的反射区。

（3）单个器官靠近脊柱部位的特殊性。

三、手法

足部按摩共有 12 种手法，综合起来有两大类：即适用于足

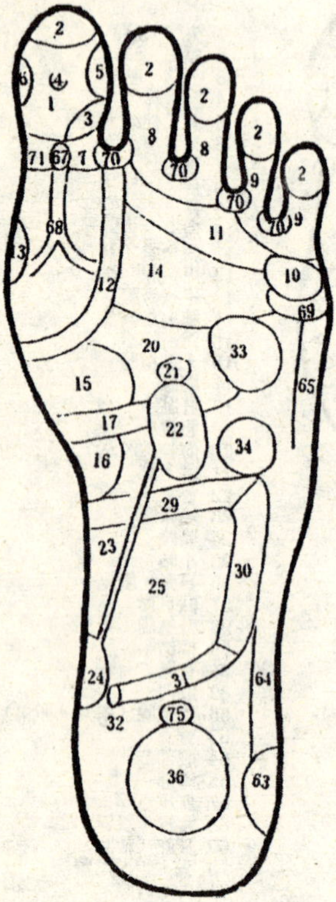

1 头（大脑）
2 额窦
3 小脑·脑干
4 脑垂体
5 三叉神经·颞叶
6 鼻
7 颈
8 目
9 耳
10 肩
11 斜角肌（斜方肌）
12 甲状腺
13 甲状旁腺
14 肺·支气管
15 胃
16 十二指肠
17 胰腺
20 腹腔神经丛
21 肾上腺
22 肾脏
23 输尿管
24 膀胱
25 小肠
29 横结肠
30 降结肠
31 乙状结肠·直肠
32 肛门
33 心脏
34 脾脏
36 生殖腺（睾丸·卵巢）
63 臀部
64 股部
65 臂部
67 血压点
68 食管·气管
69 腋腔（腋窝）
70 头·颈淋巴腺
71 舌·口腔
75 骨盆腔

图 4－73 左足底反射区图

底和足外侧的指关节按摩法（指关节点按、压刮、揉）与适应于足背和足内侧的拇指按摩法（拇指按摩、压推、揉）。

四、操作

1. 基本反射区

（1）先查心脏（有无问题）

（2）指压肾上腺反射区

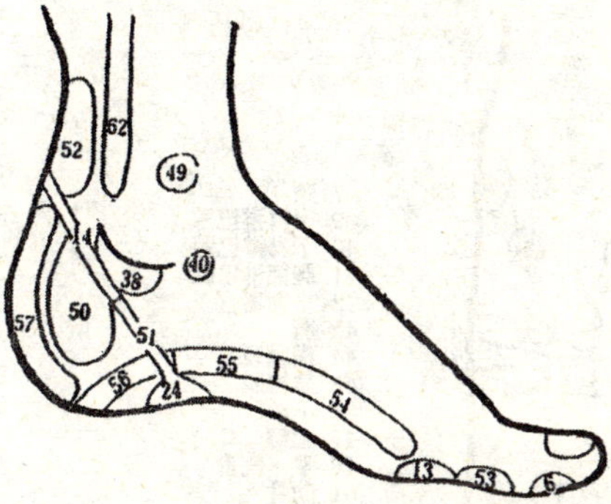

6 鼻
13 甲状旁腺
24 膀胱
38 髋关节・股关节
40 下身淋巴腺
49 腹股沟
50 前列腺・子宫
51 尿道・阴道・阴茎
52 直肠・肛门（痔疾）
53 颈椎
54 胸椎
55 腰椎
56 骶骨
57 内尾骨
62 坐骨神经
74 子宫颈

图 4－74　足内侧反射区图

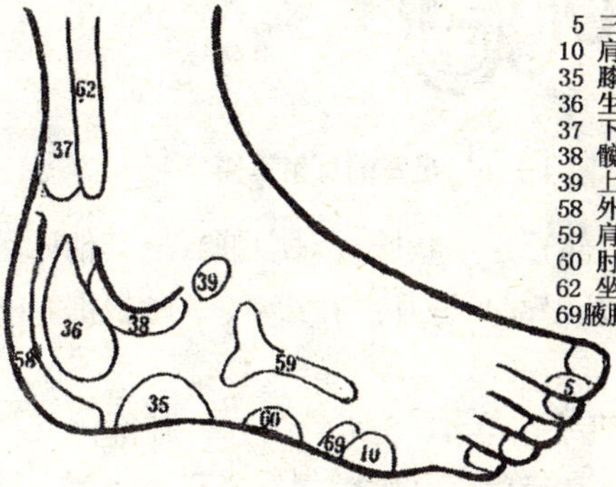

5 三叉神经・颞叶
10 肩
35 膝
36 生殖腺（睾丸・卵巢）
37 下腹部
38 髋关节・股关节
39 上身淋巴腺
58 外尾骨
59 肩胛骨
60 肘关节
62 坐骨神经
69腋腔（腋窝）

图 4－75　足外侧反射区图

（3）指推腹腔神经丛

（4）指推肾脏反射区→输尿管→膀胱→尿道。

以上无论是保健还是治疗，也无论是何病都要先这几个区，然后从脚趾到脚跟依次按摩。

2. 头部　从头开始→额窦（五趾）→三叉神经→小脑（在足拇指根部）→颈项→颈椎（在足蹞趾两侧，趾间关节根部）→脑下垂体反射区（在足蹞趾面中下部，调整内分泌系统）→付甲

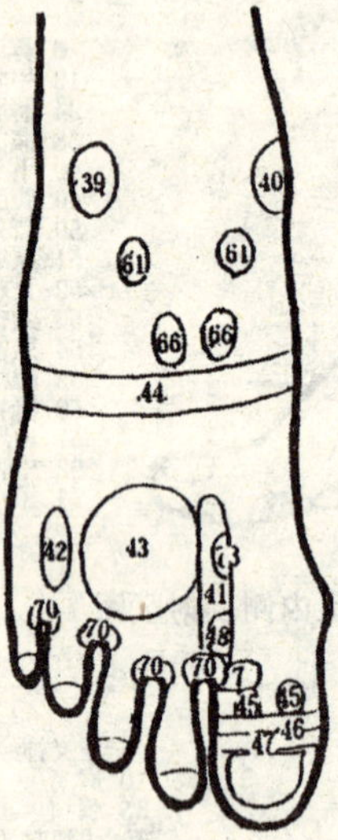

7 颈
39 上身淋巴腺
40 下身淋巴腺
41 胸部淋巴腺
42 平衡器官
43 胸
44 横膈膜
45 肩桃腺
46 下颌
47 上颌
48 喉·气管
61 肋骨
66 腰
70 头·胫淋巴腺
72 牙齿
73 声带

图 4－76 足背的反射区图

状腺（在第一跖骨头部）→甲状腺（对心脏）→其他四趾趾面额窦→眼（在第 2、3 趾根部）→耳（在第 4、5 趾根部）→从耳到眼刮过。

3. 胸部 斜方肌（在第 4、5 跖骨头）→肺部→支气管（从涌泉穴向趾推）→心脏反射区→脾脏（在心下）→胃、胰、十二指肠（在内侧）→小肠→横结肠→降结肠→直肠、肛门（脚心近根部内侧）→性腺（在跟部中间偏内）

4. 足内侧 颈椎→胸椎→腰椎→骶椎→尾骨→男前列腺、女子宫→肋骨→腹股沟→下身淋巴反射区→髋关节→直肠、肛门（跟腱内侧）→内侧坐骨神经反射区。

5. 足外侧 肩、肘→膝→尾骨→肩胛骨→上身淋巴→髋关节→放松腹部→坐骨神经

6. 足背 上、下额反射区→扁桃腺→胸部淋巴反射区及喉

头反射区→平衡器官→足背前端、胸部反射区→横膈膜→淋巴反射区→解溪反射区（化痰）

7. 整理　两手放于踝上，对称的抱揉、搓之 1 分钟（使脚摆动起来）、推踝、摇踝、理趾。

五、注意事项

1. 按摩完后喝白开水 500ml。

2. 女子经期、孕妇慎用。

3. 严重心脏病、糖尿病、高血压、癫痫病人，按摩时间要短，力度要小，一般不超过 10 分钟。

4. 大出血者禁用。

5. 按摩后出现的低热、红点、腹泻等反应均属正常。

第五章　常见病症的防治

推拿保健对临床的常见病症都有一定的预防和治疗作用，尤其是预防作用较为明显。

推拿保健对疾病的预防，主要是通过手法在穴位或部位上的不同操作，一方面使机体的生理功能得到调整和增强，另一方面通过手法操作来增加机体的适量活动，进而起到强身健体的作用，达到防病的目的。

推拿在临床中对各学科的很多疾病都有一定的治疗作用，有些疾病的治疗效果还很突出。但这一般由推拿科的专科医生来完成。推拿保健对一些临床常见病的治疗有效，但与专科医生的治疗作用相比仍有很大的差距。同时推拿保健多半以自我保健为主，故在治疗过程中手法的操作便受到了一定的限制，因而对疗效也产生较大的影响。所以推拿保健对临床诸病症的治疗有它很大的局限性。

我们现在讨论推拿保健对临床常见病的治疗和预防，仅仅侧重于方法，即推拿保健的方法。至于这些疾病的病因、病理、临床表现及其特征、如何诊断和鉴别以及对该病的药物治疗等方面则不予详细讨论，只作一般的简单介绍，因此希望大家在行推拿保健时，一定要在事前把疾病的诊断搞清楚，千万不可马虎、轻率，同时还应对该病可能出现的一些变化，特别应该注意的事项有明确的了解和掌握，尽可能做到心中有数，最好能征得专科医生的指导，这样再行推拿保健推拿法则不仅效果理想，而且也比较安全可靠。否则不但起不到其应有的治疗作用，还会造成副作用，甚至延误病机、产生不良后果，应特别加以注意。

推拿对临床常见病的治疗较多，我们结合中老年病的特点，只介绍一些常见的且效果较好、又便于自我操作的病症，或某病症的某一类型。对于效果不明显或自我操作难以完成的一些病症的治疗则不在介绍之列，大家可在自己体会下，借助相关医生或书籍的指导，灵活掌握。

最后提请大家注意的是，学习推拿保健对常见病的防治，是对自己的保健，让大家在一些疾病未发生或刚刚开始发生时就给予积极的防治。尽量防止疾病的发生、发展。并不是说仅仅通过本书的学习就可以当医生给人治病，这是不可能也不现实的。

感　冒

感冒是临床上常见病症，分普通感冒与流行性感冒，是由多种病毒引起的上呼吸道感染性疾病。

老年人普通感冒临床以局部鼻炎为主症；流感则以全身中毒症状为主，好发于冬、春两季。

老年人易患感冒重症，且多并发肺炎（比年轻人并发肺部并发症高出20倍），病死率也较高。所以我们要特别引起重视，切不可认为伤风感冒仅仅是小病而忽视。

普通感冒最常见的病原为鼻病毒，其次为呼吸道合胞体病毒和腺病毒。病理无特殊改变，表现为鼻塞、流涕、打喷嚏等局部症状。

流感的主要病原是流感病毒，它可分为甲、乙、丙三型，其主要传染源是流感病人，通过空气飞沫传染，感染后可产生一系列病理炎症表现，引起发热、恶寒、肌肉酸痛等全身症状（毒血样反应）。

老年人由于肺功能低下，加上各种肺部疾病如慢性支气管炎、肺气肿等，或肺外慢性疾病如糖尿病、高血压、动脉硬化等较多，全身抵抗力下降，故感冒较一般人群为重，且容易并发肺炎，并常因此而引起死亡。

〔预防〕

1. 行通鼻法，配合干浴法。

2. 注意适当的户外活动，加强锻炼，增强体质。

3. 注意保暖，防止受凉，注意营养以提高机体抵抗力。

4. 防止过度疲劳，注意休息，保证睡眠，保持心情舒畅，养成良好的生活和卫生习惯。

〔治疗〕

1. 拿穴位　重拿肩井穴、风池穴，并按揉，每穴 1 分钟。

2. 开天门　推印堂穴至百会穴，3 遍，后重按百会穴，1 分钟。

3. 推太阳　推太阳穴向耳后，5 遍，后重按太阳穴，1 分钟。

4. 按迎香　重按迎香穴 1 分钟，后按揉迎香穴 2 分钟。

5. 洗井灶　按揉鼻根部 3 分钟，后擦两鼻旁，以透热为度。

6. 按揉大椎　先拿揉合谷 1 分钟后，按揉大椎穴 1 分钟，击大椎 1 次，再按揉大椎穴 1 分钟。

〔按语〕感冒为临床常见，亦很普通，但往往易被人们所忽视，因其能伤人正气，尤其对中老年人伤害较大，故不可掉以轻心，否则会合并其他并发症，如肺炎等引起严重后果，轻则拖延日久不愈、损害健康，重则造成死亡。

推拿保健对感冒的治疗无论哪一类型只在初识阶段有良好效果，一般感冒三天后再行推拿则效果较差。但可以作为药物治疗的辅助手段，对减轻症状、增强治疗效果有较好的作用。所以在日常生活中，对已经患了感冒的中老年人，较安全的方法还是药物治疗与推拿保健相结合。

一般普通感冒如症状不重可口服 A.P.C，0.5 克一次，多饮水，令全身汗出，效果较好，其他如感冒清等均可选用。

流感如症状不重可用板蓝根15g煎水代茶饮，配合服用盐酸吗林胍0.1～0.2g 3次/日，连服2～4天。如兼有咳嗽则注意止咳，可选咳必清25mg3次/日、蛇胆川贝枇杷露（膏）睡前（午、晚）20mg（如咳嗽症状较重，可酌情加量）服之，但须强调，服药后切不可喝水，否则，效果大减。

无论哪一类型感冒如头痛较重，可重手法点按大椎，最好能在大椎穴放血拔罐效果较好。

流感症状较重应去医院诊治，然后用保健推拿法辅助之。

咳　嗽

咳嗽是肺系疾病的主要征候之一，它既是一个独立的征候，也是肺系疾病的诸多症状中的一个，很多的病症都可能伴有咳嗽，如肺结核、肺心病、老年慢性支气管炎、支气管扩张等症，我们应加以区别。

中医对咳嗽的认识是把咳嗽分为二大类，即：

外感咳嗽，即感冒所引起的以咳嗽为主要症状的病症。发病快、起病急、病程一般较短，除咳嗽外还有外感的一些症状，属实证。

内伤咳嗽，即内脏受损、功能失调引起的以咳嗽为主要症状的病症。发病慢、起病缓、病程较长、经久不愈或愈而又发，属虚症。

西医无此病名，认为咳嗽乃是疾病所表现出的一种症状。其发病与细菌或病毒感染、大气污染、吸烟（吸烟者的发病为不吸烟者的2～8倍）、免疫与防御机能下降等因素有密切关联，且是产生老年性慢性支气管炎和反复发作感染的原因。

其症状特点：

轻者微咳、痰少；较重者咳嗽频繁、痰较多；重者全年咳嗽不断、夜间咳甚、痰多。

〔预防〕

1. 干浴法与宽胸法，配合健运法与滋肾法。

2. 戒烟、酒，忌食辛辣之物。

3. 注意保暖，尤其当气候寒暖变化突然的时候。

4. 加强锻炼，可选择慢跑步、登山、爬楼梯等。

〔治疗〕

1. 外感咳嗽的治疗可参照感冒治疗方法治之。

2. 内伤咳嗽：取坐位。

（1）开胸　一手拇、食指同时或分别按揉肺门（在胸部正中线旁一寸处，胸骨柄与体的联合部相平处，左右各一），同时一手食指点揉天突穴，持续用力，以肺门处微有酸胀感为宜。时间约1分钟左右。然后双掌重叠用掌根按揉膻中穴半分钟左右，后自膻中穴向下至剑突擦36次。

（2）利咽喉部　按揉中府1～3分钟，如能用些介质如酒精、清凉油、红花油等更好。揉咽喉部1分钟后再拿人迎穴、廉泉穴各半分钟，抹咽喉部。

（3）拿穴位　拿揉合谷穴和列缺穴，各1分钟。

如咳痰多且稠厚者加：按揉丰隆穴、足三里穴。

如胸闷气急者加：宽胸，即先擦两胁肋部，推抹肋间（两手分别从剑突处开始沿肋间隙向两侧顺推）36次，最后两手空握拳轻轻的有节律地叩击前胸部。

〔按语〕咳嗽是中医的一个征候，极为常见，推拿保健方法治疗因外感引起者效果较好，尤其是症状轻者，对于咳嗽较重者不宜单纯依靠推拿保健，必须配合药物，以免拖延病程，耽误治疗。对于内伤咳嗽则必须以药物治疗为主，配合保健推拿法。

药物治疗：

对痰多、有炎症或感染者可考虑用抗生素类药物。

一般可用咳必清或蛇胆川贝枇杷露或膏，酌情加量服用。服用蛇胆川贝枇杷露或膏最好是在睡前服用，且服用后不要饮水，效果较好。

呃　逆

呃逆俗称“打嗝”，是由膈肌突然痉挛而引起胸内负压骤然升高，气流快速冲入上呼吸道而致气逆上冲动膈、喉间有呃呃作声，声短而频，令人不能自制的一种征候。为中老年人较常见的病症，如偶尔发生，一般较轻，可不治而愈，若持续不断、经久不愈者则必须加以治疗。

呃逆产生的原因很多，大致可分为：

神经性呃逆　如暴饮暴食、或突然受寒、或体位突然快速的改变、或大声说笑等引起。此类呃逆推拿治疗的效果较为满意，往往有手到病除的效果。

病理性呃逆　为颅脑疾病、胸腹疾病等引起。此类呃逆非推拿所能治疗，一定要请专科医生医治，但推拿作为辅助治疗手段对减轻病痛有一定的效果。

此外，久病体虚或重病病人出现呃逆，多为不祥之兆，常提示病情将转重，应高度警惕。

〔预防〕

1. 行宽胸法或温中法，或两者结合运用。

2. 吃东西时要细嚼慢咽，尤其在食用干燥食物时。

3. 吃饭前最好能先喝点汤水。

〔治疗〕

1. 按揉攒竹、鱼腰两穴　各1分钟左右，以攒竹穴为主。

2. 擦胁肋　端坐位式或仰卧位，一手或两手掌面于胁肋部由上而下擦动，约1分钟。

3. 拨缺盆　用中指指端先按住缺盆然后做快速的拨动3～5次，如弹琴弦。

4. 拿列缺穴、内关穴　各1分钟左右，少商穴半分钟。

5. 其他方法还有：

(1) 将牙签一端缠上药棉，以此端在口腔内软腭与硬腭交界处按摩，止呃效果满意。

(2) 轻者可用力拉扯舌头可止呃。

(3) 引起打喷嚏可止呃。

(4) 重压剑突。

(5) 喝冰水，或突然给其一个惊吓。

以上几种简便方法均可反射性的起到止呃的效果。

〔按语〕呃逆为老年人常见的病症。一般功能性的症状轻，治疗也简单，效果满意。而重者则必须查明原因，切不可大意，以免造成不良后果。对于病理性呃逆则以对引起呃逆的疾病的治疗为主，配合推拿治疗，推拿只对止呃起一定的作用，而对病根则无治疗效果。二者应分清，切不可混为一谈。

同时呃逆与咳逆、干呕、噫气有着本质上的区别，应特别加以注意分清。咳逆为咳嗽后气逆上冲而致气逆，非膈肌的痉挛引起；干呕为胃气不通而造成胃气上逆；噫气是因过饱之后胃气上升所致，俗称“嗳气”。

对于呃逆目前尚无特殊药物治疗，一般都主张用外治法。

胃　痛

胃痛又叫胃脘痛，亦有称之为腹痛。它是以肚腹疼痛为主症的一种临床常见征候，也是老年人的常见病症之一。

胃痛的发生原因中医一般认为主要有：受凉或过食生冷所致的寒邪客胃；饮食过度或过饥过饱或酗酒等造成的饮食伤胃：情致不舒、郁闷、郁怒等产生的肝气不疏而犯胃：脾胃功能衰弱、饮食消化不良等等四个方面的因素所致。

西医认为胃痛是一个症状，多见于消化道疾病，如慢性胃炎、胃及十二指肠溃疡、胃息肉（胃增殖性病变，较少见）、胃神经官能症等，也可见于胃粘膜脱落、胃下垂、胆囊炎、胰腺炎等病，临床上应特别注意区别。

老年人的慢性胃炎十分多见，一般在50岁以后发生率逐步上升，可分为慢性浅表性胃炎和慢性萎缩性胃炎二种：其次为溃疡病，尤其是以胃溃疡最为多见。此两种病症目前的病因均未完全明确，过去认为是多种因素伤害所致，近来多认为与幽门螺旋杆菌、免疫功能紊乱、胃粘膜屏障破坏等因素有主要关系。在此不一一介绍。总之对胃痛引起的原因，要经医生诊断清楚才能进行推拿治疗。

〔预防〕

1. 行健运法。体弱者，可配合培元法。

2. 保持心情舒畅和乐观，不要长时间的紧张。

3. 养成良好的生活习惯，不要过度疲劳。

4. 合理饮食，忌烟、酒、辛辣刺激食品及饮用浓茶。

〔治疗〕推拿对各种病症引起的胃痛有较好的止痛效果和辅助治疗效果。

1. 按压阿是穴　胃痛时在背部、上肢、下肢和臀部等部位都会出现一个或几个明显的阿是穴。每个阿是穴按压半分钟左右。

2. 按揉足三里穴　1～3分钟。中脘穴2分钟。

3. 摩腹5分钟，实症用泻，虚症用补，或都用调法。

4. 揉神阙　以劳宫对于肚脐按揉3分钟或更长时间，以腹内有温热感为佳。

5. 抹腹部　先抹任脉，后抹任脉两侧，各21次。

6. 拿内关穴、合谷穴　各1分钟，内关穴可稍长时间。

最后如能配合捏脊则效果更佳。此法要请他人帮助，行“捏三提一”法，每隔一天做一次，注意要坚持，不可间断。

〔按语〕推拿对胃痛的治疗效果较好，但引起胃痛的疾病较多，一定要先诊断明确。

在疼痛时还要注意大便的颜色，如大便颜色黑或紫黑或如果酱样则应查清是否有消化道出血情况。到医院检查过后，在排除消化道出血的情况下才能进行推拿，否则易造成消化道大出血而导致病情恶化，甚至危急生命，应引起足够重视。

药物治疗主要有得乐冲剂、吗丁啉、黄连素等，三九胃泰也可选用。中药如藿香正气丸、木香顺气丸、养胃舒等。药物的运用一定要在内科医生的指导下服用。

饮食的调节也很重要，也有很多的食疗方法，如红枣、赤豆、花生米、梗米（糯米）粥冬天服：绿豆、莲子、百合、梗米粥夏天服，都有养胃的作用。其他如：大便不畅则多吃长纤维蔬菜如韭菜、芹菜、地瓜等；腹胀不舒常吃萝卜、大蒜等；食欲不振可服淮山药、青椒、山楂等：胃寒则姜片或糖醋生姜等均可服用。

泄　泻

泄泻是指排便次数频繁（一般 1 日排便 4 次以上者），大便稀薄甚至如水样，或有脓血相杂便的一类病症。

本病一年四季均可发生，但以春秋两季最为常见，是中老年的常见病症之一，如不及时加以调整，久之可引起老年人营养不良、体质下降、抗病能力减弱而易并发其他病症，故对本病的防治对中老年人的身体健康非常重要。

引起泄泻的原因很多，如饮食不洁、饮食不节、过食生冷、受凉、胃肠功能紊乱等。对此病症要分清虚、实。

中医认为本症主要在脾胃和大小肠，与肝肾有较为密切的联系，防治中当以调整脾胃及祛湿为主，兼及肝肾，这样才能取得较好的效果。

西医目前认为本症为“肠道易激综合征”，是一种肠功能紊乱性疾病，过去称之为“过敏性结肠炎”、“结肠功能紊乱”等，主要症状是反复发作性腹痛、腹泻或腹泻、便秘交替发生。

泄泻以大便次数明显增多为主症，同时伴有腹痛、食欲不振、小便少、嗳气等症，少部分人还有头痛、头晕、失眠、多梦、易激动等症状。

对于腹泻首先要分清急性和慢性：急性为实症，有炎症或感染，故发病急、起病快、症状较重，往往伴有发热、恶心、呕吐等症。慢性多虚症，其病程长，症状不重但久泻难停，往往形成消化功能低下，全身营养不良，所以不能大意。慢性腹泻是推拿保健的主要适应症。

〔预防〕

1. 行健运法，配合培元法。

2. 注意饮食卫生，养成良好的饮食卫生习惯。

3. 适当的运动和保暖。

〔治疗〕

1. 摩全腹　用调法或补法。

2. 揉脐　以劳宫穴对于脐，掌根与食指按于两天枢穴，小指根部按于气海穴，大拇指按于中脘穴或下脘穴，用力下按并以脐为中心顺时针方向按揉2～3分钟，然后再按逆时针方向按揉2～3分钟。

3. 推尾骶　用大鱼际或掌根桡侧从长强穴推至腰阳关穴，3分钟左右，以局部透热为佳。

4. 揉关元　以劳宫穴对于关元穴，全掌贴于小腹先按顺时针方向，后按逆时针方向按揉2～3分钟，以小腹有热感为佳。

5. 按揉脾俞穴、胃俞穴、肾俞穴各1分钟。

6. 按揉足三里穴、三阴交穴各1分钟，足三里穴可适当延长按揉时间。

〔按语〕

泄泻一症极为常见，推拿对慢性泄泻的治疗效果较为理想，但必要时应配合药物治疗。而对于急性泄泻则应先以药物治疗为主，可用推拿辅助之。

大凡因外邪、情志、饮食等因素引起的多属实症，治疗以消导为主，摩腹、揉脐、揉关元多以顺时针方向行之：而久泻不停、脾胃功能低下或紊乱者多属虚症，治疗以健脾益气为主，摩腹、揉脐、揉关元应以逆时针方向为主，取其补益之意。

药物治疗，常可选用黄连素、硝苯啶（同时服用钙片效果更好），但不可滥用，应在医生指导下服用。

饮食调理可用大枣、赤豆、苡米、糯米煮粥服用，有健脾养胃的功用。

便　秘

便秘是指大便秘结不通，排便时间延长而言。一般三日以上排便一次，或有便意但排便困难、艰涩不畅的亦可视做便秘。

正常人 60％以上每天排便一次，但排便的习惯各人差异很大，不应做统一的规定。所以对便秘的认识不能机械的看待。

便秘是老年人极为常见的肠道症状之一，老年人年老体衰、活动减少、肠道肌肉张力与运动减弱是造成便秘的重要原因。

其他如肿瘤、直肠炎、肛裂等肠道内外的疾病和一些全身性疾病如糖尿病、神经性疾病等，以及某些药物和化学毒物的影响如镇静剂、经常服用泻药或铅、磷、汞等化学品中毒等等，均可引发便秘。

中老年人的便秘多数是机能性的，而推拿对机能性便秘的治疗效果是比较理想的。

以前大便正常、饮食习惯也未改变、亦无其他明显原因而便秘的老年人，大便变细、变扁，或在便秘发生后无明显原因的便秘加重，应警惕直肠或结肠发生癌症，应早去医院检查，以明确诊断。

便秘患者由于粪便长时间在肠道停滞，水分被吸收，对人体有很大的害处，同时也可由于粪便滞填肠道而引起压迫性症状或神经反射症状，如腹胀、头痛、乏力、食欲不振等。

〔预防〕

1. 行通腑法，配合健运法或壮腰法。

2. 养成定时排便的良好习惯。

3. 晨起饮凉开水、淡盐水或蜂蜜水。

4. 合理饮食，多吃含粗纤维的蔬菜、水果。

5. 常食用胡桃、芝麻，适当多饮水、淡茶。

6. 坚持适当的运动。

〔治疗〕

1. 抹任脉（用大鱼际自鸠尾穴至曲骨穴），9 次。

2. 按揉中脘穴、天枢穴、气海穴各 1 分钟左右。

3. 摩腹　两手重叠，以脐为中心，按顺时针方向摩全腹，压力先轻后重，并随摩动速度也逐渐缓慢地加快。3～5 分钟。

4. 拿腹部　仰卧（或坐位），屈膝，两手从上至下拿两侧腹肌，向上轻轻提起并抖动，3～5 遍或更多。

5. 推抹腹部　用两手全掌自中脘穴向下推抹全腹部 1 分钟左右。

6. 推骶尾　用一手大鱼际自腰骶部向下推至尾部 1～3 分钟。

7. 按揉支沟穴（在外关穴上一寸）1 分钟，足三里穴 2 分钟左右。以局部有酸胀感为佳。

8. 按揉大肠俞 1 分钟（两侧可同时进行，也可分别进行）。

〔按语〕便秘是老年人的一个常见病，大多为机能性或习惯性的。通过自我推拿保健配合饮食调理，可取得很好的效果。

一般引起便秘的原因较多，我们在行推拿保健时应分析具体原因，做到有的放矢，这样效果会更好。

对于因其他原因引起的便秘，尤其是大肠肠腔外疾病和新生物阻塞所引起的便秘要十分警惕，必须查清具体病因，切勿盲目进行自我推拿保健。

失　眠

所谓失眠是指经常不能获得正常睡眠的一种病症。又称为“不得眠”、“不得卧”“不寐”等，是中老年人极为常见的一种病症。有数据统计，约有80%的老年人有不同程度的失眠或睡眠障碍。

失眠可影响老年人的正常休息，使人情绪不稳、易怒、易躁等，如长期失眠则可造成老年人精神倦怠、肢体乏力、进而失去生活的信心和乐趣，严重影响老年人的身心健康。

引起失眠的原因很多，老年人多因年老、大脑功能减弱、新陈代谢减慢而致，也可因情绪变化、环境改变、生活习惯不良或其他疾病所引起。

老年人失眠的表现形式较多，一般有入睡困难、睡眠时间过短、多醒多梦、睡眠不深、彻夜不眠等等。

老年人失眠常伴有头昏、头痛、心悸、健忘等症状。

〔预防〕

1. 行安神法，配合干浴法。

2. 对有轻度的失眠应正确对待，不可产生焦虑不安的情绪，以免失眠加重。

3. 养成有规律的生活习惯，睡前不宜饮浓茶、咖啡等，不要过于兴奋或紧张。

4. 有条件者可在睡前打坐或练功，15～30分钟。

〔治疗〕

1. 放松前额部　先用一手大鱼际在前额部反复按揉（手法要轻）3～5 分钟，再用食、中、环三指在前额自中间向两边分抹 3 分钟。最后用两手中指或食指的中节指骨桡侧自两攒竹穴向两侧沿眉弓轻轻的分抹 3 分钟。

2. 按头部　先用两手五指分别按压整个头部，由中间向两边，由前向后分别按压。再用两手中指重按百会穴、四神聪穴和头维穴，各 1 分钟。最后用两手五指端轻快地有节律地点击整个头部，3 至今分钟。(图 5－1)

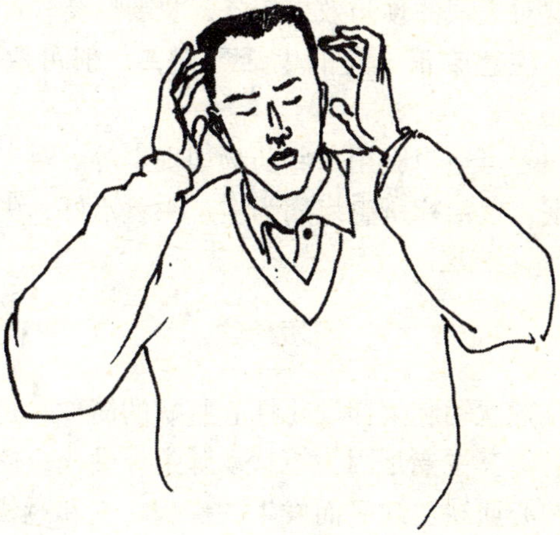

图 5－1　点击头部

3. 梳抹头两侧，由前向后用两手四指指腹梳 21 次。

4. 拿揉（或按揉）神门穴、足三里穴、三阴交穴，各 1 分钟。

5. 摩全腹，3 分钟或更长时间（用调法）。

〔按语〕失眠对老年人而言，虽非大病，但影响很大，长期的失眠可以严重有碍身心健康，应予以重视。推拿保健对失眠有较好的治疗效果，但事前一定要诊断明确。

老年人本来睡眠时间就比年轻人少，所以一般每天能保证6小时左右睡眠就可以了，但一定要注意睡眠的质量。（质量较好的睡眠应该是：整个睡眠过程是由浅睡眠（恢复体力）与深睡眠（恢复脑力）经过几次相互交替转换的过程。一般浅睡眠状态易醒，而深睡眠状态则睡得很沉）

老年人应注意不要熬夜，也不要过早睡觉，最好能养成定时睡觉的良好习惯，日间注意参加一些力所能及的劳动或体育锻炼，避免久坐不动。

推拿保健对失眠的预防效果较好，只要坚持，经过一段时间的推拿保健，注意改正不良的生活习惯，一般可取得良好的效果。

严重失眠者可适当服用一些药物如安定等。对于由其他疾病所引起的失眠，以治疗所患疾病为主，一旦治好，失眠可不治而愈。

冠心病

冠心病是冠状动脉粥样硬化性心脏病的简称。是中老年人常见的心脏疾病。其主要是因为冠状动脉粥样硬化，使血管狭窄或管腔阻塞导致心肌缺血缺氧而发生的疾病。它和冠状动脉功能性改变（痉挛）一起统称为冠状动脉性心脏病，亦称缺血性心脏病。

中老年人动脉粥样硬化多由衰老影响，常与年龄（40岁以上）、性别（男性多于女性）、血压（高血压）、血脂异常（高血脂症）、吸烟、糖尿病、肥胖、遗传等因素有关。

本病最常见的是心绞痛和心肌梗塞两种类型，其主要症状是呼吸困难、心悸和胸痛。

心绞痛的常见症状为：胸骨后或心前区呈压榨性疼痛或紧缩闷痛，疼痛可向左侧背部扩散，并沿左上臂内侧放射。老年人因痛觉反应减低，多数可表现为胸骨后或心前区的紧缩压迫感、窒息感、紧闷感等不典型的心绞痛症状。

心肌梗塞的常见症状为：中老年人心肌梗塞（死）症状并不典型，常见的症状为突然剧烈的胸骨后或心前区疼痛，疼痛程度比心绞痛严重，时间更长，患者常脸色苍白、大汗淋漓、呼吸困难，口含硝酸甘油不能止住疼痛等。多数专家认为，当中老年人出现以下症状时，应怀疑为心肌梗塞：

1. 突然发生胸闷、气急、阵发性呼吸困难、不能平卧者。

2. 突然发生面色苍白、烦躁不安、皮肤湿冷、大汗淋漓者。

3. 原有高血压，近期不明原因的血压下降者。

4. 突然发生心悸、头晕和脉搏跳动异常者。

5. 突然出现神志不清、昏厥、抽搐者。

6. 突然出现难以形容的胸背部或上肢部不适，并可伴有恶心、呕吐、腹胀或腹泻等症状者。

7. 睡眠中突然惊醒，醒后胸闷、气急和冷汗淋漓者。

8. 在慢性支气管炎或肺炎的基础上突然发生胸闷气急加重者。

中老年人在以上任何一种症状出现时，要引起足够的重视，应立即去医院检查、及时明确诊断和抢救治疗，千万不要延误时间，以免造成不良后果。

〔预防〕

1. 行宽胸法，配合干浴法。

2. 拍肩背部，身心放松，两手自然摆动，用左手掌拍右肩，右手背击左背（肩胛骨内缘），右手掌拍左肩，左手背击右背，交替有节律的进行，1～3 分钟。

3. 防治动脉粥样硬化和心血管疾病，共有 8 项措施：

(1) 生活起居有规律，作息有规律。注意劳逸结合，养成良好的生活和卫生习惯。

(2) 保持血脂中总胆固醇、低密度脂蛋白和高密度脂蛋白的含量正常。

(3) 控制和维持血压的正常。

(4) 积极参加适当的体育锻炼。

(5) 维持体重不超过正常标准体重的5%。

(6) 戒烟。

(7) 避免精神压力或过分紧张。

(8) 维持正常的血糖值。

以上几项如能长期严格遵守，不仅有助于防治心血管疾病，而且可以使冠心病好转或康复，甚至可使动脉粥样硬化斑块逆转。

〔治疗〕

1. 开天目　先用双手中指推印堂（交替且轻快），以后直推至百会穴并按压片刻，1分钟：然后再先按后按揉攒竹穴1分钟，以酸胀感明显为宜。

2. 开胸理气　先按后揉（用中指按，大鱼际揉）膻中穴约2分钟左右；然后按揉肺门（操作见“咳嗽”篇）；最后双手中指分别按揉左右屋翳穴约半分钟。

3. 按揉肺俞、心俞、膈俞，每穴约1分钟（请他人代为操作）。心俞穴时间应稍长。

4. 拍肩背　操作同本病预防中的方法“2”。亦可请人代为操作（对于一些肩关节活动不灵的老年患者）。

5. 拿揉内关、神门、足三里穴，重点是内关穴，每穴2分钟，内关穴拿揉的时间应为3～5分钟。

6. 按揉神阙穴，用掌先按后揉，约3分钟。

〔按语〕冠心病目前仍是中老年人最常见病症之一，也是造成老年人死亡的主要原因之一，应引起高度重视。加上老年人对疼痛反应不敏感，更易被忽视。

近年来从文献报道和临床研究及有关试验研究结果来看，推拿保健对本病的预防与治疗有着不可估量的作用。特别是对于缺血性冠心病和心肌梗塞的恢复期防治有着较明显的效果，其主要是预防心绞痛的发作和改善梗塞区的心肌的血液循环。此外对心衰的病人也有较好的强心作用。但对心绞痛的急性发作或急性心梗者，应立即送医院抢救，不可以推拿盲目治之，以免延误治疗，造成严重恶果。

其他方法有：

1. 西药的运用，应在医生指导下进行，可选择的药物有硝酸甘油、消心痛、心得安等。

2. 中成药的运用首选有丹参滴丸、复方丹参片、地奥心血康等。另外，用田三七粉10g煮水代茶饮，对预防冠心病及其治疗亦有较好效果。

3. 改变生活方式，即生活方式疗法，其内容为：坚持素食、限制食盐摄入、戒烟、运动疗法（参加中、低等强度的有氧运动，如每周三小时的步行锻炼）、心理疗法（解除精神紧张和心理压力的松弛锻炼）等等，不但能阻止冠心病的发展，还能改善其症状。

高血压

高血压是指体循环动脉血压升高为主的临床综合症。高血压是公认的世界性疾病，可发生于任何年龄，但40岁以上是多发年龄段。我国60岁以上的老年人高血压患病率约在20%左右，老年人的高血压大体上有两类，即“经典高血压”和“动脉硬化型高血压”。

高血压有原发性和继发性的，中老年人的高血压以原发性为多见，继发性极少。其特点是血压波动幅度较大，尤其是冬天，故有时需要多次测量血压方能作出诊断。

高血压的诊断标准，目前世界卫生组织规定为：收缩压≥140mmHg（18.6Kpa）、舒张压≥90mmHg（12.0Kpa），上述两者只要具有一项即可确诊为高血压。

高血压在中老年人以收缩期高血压为多见，而舒张压可以正常或正常偏高。

高血压的发展常侵犯心、脑、肾等重要器官的血管，成为脑中风、肺心病和动脉硬化的祸根。其危险性就在于并发脑中风或冠心病而危及生命。

造成高血压的病因不明，多与遗传、内分泌失调、过食高脂、高盐食品、吸烟、嗜酒等因素有关，同时老年人患高血压后很少出现不适症状，多数只偶感头痛、头胀或头晕，且中老年人高血压又多因气候变化及精神、情绪、劳累、睡眠等因素而出现波动。

〔预防〕

1. 行梳理法、滋肾法。

2. 按揉太冲、擦涌泉、扫桥弓三穴，注意此三穴不必每天都做，交替进行效果较好。

3. 自我保健，如生活有规律，保持心情舒畅、精神放松，注意劳逸结合，适当参加文体活动，戒烟限酒，低糖、低脂、低盐饮食等等，有利于血压的稳定。

〔治疗〕

1. 摩全腹　双掌重叠摩全腹，3 分钟，注意呼吸自然均匀，思想放松。

2. 运辘轳　端坐，沉肩垂肘，两手自然放松放于两膝上，运转两肩及肩胛骨 3 分钟。

3. 升降法　先推印堂 1 分钟后两手食指屈曲，刮抹两眉弓 1 分钟，再用二手拇指按住一侧晴明与太阳穴，先揉后上提晴明下按太阳 3 下，如此反复作 3～5 遍，再做另一侧。

4. 推头两侧　两手手指微曲，用四指指背侧指尖沿两鬓角至耳后向风池推 1~2 分钟，或 21 次。

5. 扫桥弓　先头向左侧倾斜，用左手手指推抹右桥弓穴 21 次或更多，然后再如法推抹左侧桥弓穴。

6. 按揉太冲 1 分钟。

7. 守涌泉　端坐位，先分别擦两涌泉穴，以透热为度，然后膝屈曲 90 度，沉肩垂肘，两手放松置于两膝，身心放松，思想集中于脚底涌泉穴，呼吸自然均匀，作 5 分钟或更长时间，收势时把意念收回丹田，双掌重叠按揉丹田，2 分钟（用调法）。最后慢慢睁眼。

〔按语〕高血压是中老年人的一个常见病症，对中老年人的健康和生命威胁最大，故做好对高血压的预防和治疗十分重要。

推拿保健对高血压的预防和治疗，特别是对稳定血压有较理想的作用，同时无任何的副作用，因此只要长期不断的坚持，再配合一些其他的疗法，一定能取得满意的效果。注意在进行推拿保健时一定要情绪稳定，身心放松，以保证气血通畅，切忌操作过程中心气浮躁而影响效果。

其他方法还有：

1. 西药的运用　老年人对降压药物一般比较敏感，目前常用的且副作用比较小的，降压效果也比较缓和的多推复方降压片，其次有心痛定等。注意服药一定要取得医生的指导。

2. 中成药　一般多主张长期服用六味地黄丸，此药较为安全，基本无副作用。

3. 非药物疗法　高血压病人的自我料理是防治高血压的重要方法，它主要包括：

(1) 生活有规律，包括起居、饮食等。

(2) 心情放松，避免过累、过劳、紧张、焦虑和激动。

(3) 保证充足睡眠（包括闭目养神）。

(4) 合理膳食，控制食盐量，少食甜食，多吃新鲜蔬菜水果，忌烟酒。

(5) 参加适当的文体活动，在专业人员指导下进行一定的体育锻炼，避免剧烈运动，多采用慢跑、游泳、散步等有氧运动。

(6) 定期测量血压，保持心情舒畅。

如果能重视并采取积极的措施，坚持自我养生保健，高血压病人一样可以获得长寿。

糖尿病

糖尿病为老年人常见的代谢内分泌性疾病，其患病率随年龄的增加而上升，大多在中老年人群中发现。中老年人几乎占本病患者的一半。

老年人的糖尿病的发生与衰老过程中糖尿病遗传因素显性率升高有关，此外肥胖与糖尿病的发病率成正比。

由于糖尿病人体内的胰岛素缺乏，可引起全身糖、脂肪、蛋白质、维生素、电解质的代谢紊乱和酸碱平衡的失调，由此（包括内分泌紊乱）给人体各个器官带来许多的不良后果，如酸中毒及糖尿病性昏迷、高胆固醇血症、高脂血症等，同时也是导致动脉粥样硬化和心血管并发症的重要因素。

糖尿病的典型症状为“三多一少”，即多饮、多食、多尿、消瘦。其次为小便有甜味（烂苹果气味）。中老年人糖尿病起病较缓慢，早期无明显症状，极易被忽视，且年龄越大症状越不明显。但常伴有心血管系统和神经系统的并发症。

中老年人患有冠心病、动脉硬化、高血压、高血脂症、肥胖症及周围神经炎时常伴有糖尿病，而糖尿病患者的并发症也很多见，如皮肤或尿路感染、胆囊炎、鼻窦炎、牙周炎等等，并发肺结核的比一般人高 3～5 倍，此外，常可导致视网膜病变、白内障、青光眼等，所以患糖尿病的中老年人要特别注意保健，防止并发症的发生。

〔预防〕

1. 行健运法，配合干浴法。

2. 控制饮食，注意碳水化合物、脂肪、胆固醇等的摄入。

3. 注意锻炼与运动，养成良好的生活习惯，保持心情舒畅。

〔治疗〕

1. 推任脉　双掌重叠用全掌或大鱼际由鸠尾推至中极，（图5-2）7遍；然后点、按、揉中脘、建里、气海、关元诸穴各1分钟或2分钟。

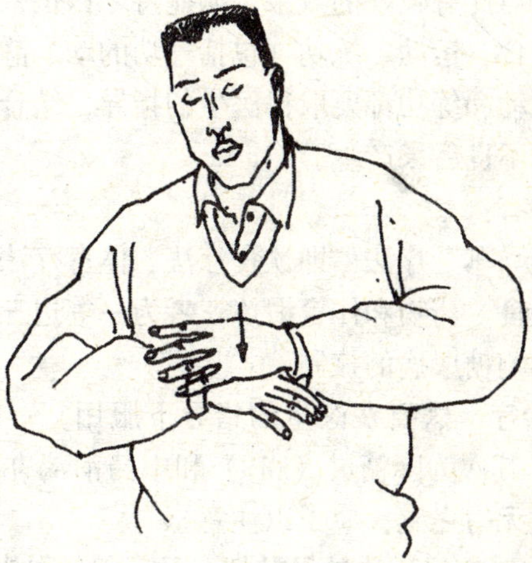

图5-2　推任脉

2. 摩全腹　两掌重叠摩全腹，顺时针、逆时针各3分钟。

3. 揉神阙　先用掌揉神阙穴3分钟，然后振神阙，5分钟。

4. 推夹脊　用八字推法推棘突两侧（华佗夹脊穴）及膀胱经第一侧线（此法可请别人帮助进行），自第一胸椎椎旁推到骶尾部。

5. 按揉俞穴　分别按揉肺俞、胰俞、肝俞、脾俞、肾俞诸穴，各2分钟，其中胰俞穴5分钟（最好请别人帮助进行）。

6. 捏脊　五遍，用捏三提一法（请别人帮助操作）。

7. 按穴　按足三里、三阴交两穴并揉之，各3分钟。

8. 擦涌泉　用左手小鱼际擦右涌泉1分钟后再以右小鱼际擦左涌泉1分钟。

〔按语〕老年人糖尿病以原发性中的成年型和继发性糖尿病多见。继发性糖尿病多为胰腺炎、肿瘤和其他病症所引起，非推拿保健所能防治的。而对原发性糖尿病，因其多与遗传因素有关，同时因内分泌紊乱所致的糖、蛋白质、脂肪等代谢的紊乱所致，推拿保健对此有较好的效果。如能持之以恒，则有治愈的可能，再加上饮食、运动、练功（包括气功的动、静功均可）则效果会更好。运动和练功都要取得医生的指导，结合自身体质状况进行，以防止不良后果产生。

其他方法有：

1. "三驾马车"疗法　即饮食疗法、体育疗法和药物疗法相结合，强调饮食、药物和体育锻炼三者为一等边三角形。改变任何一边都会影响糖尿病的控制。

2. 药物治疗　这要在医生的指导下服用，一般常可供选择的有D86O1，其次为降糖灵（DBl）和中药消渴丸（长期服用可有两下肢绵软无力之感，应予以注意）。

3. 食疗方（有报道称效果较好，录后仅供参考）

红枣7枚、黑豆14粒、花生仁7粒、核桃仁2只、黄豆14粒晚上洗净浸泡，第二天早上加水适量一起煮，煮成一碗豆子汤，加二只煮鸡蛋（煮熟）一起食用，可降糖降压。

慢性胆囊炎

老年人的胆囊炎和胆石症是一个常见病，尤其以肥胖的中老年妇女更为多见。中老年人因肌肉松弛，组织弹性差，胆固醇代谢失常居多，加上机体防御能力减弱，因而易患急性或慢性胆囊炎，且常伴有胆石症。

中老年人慢性胆囊炎多属于慢性胆石性胆囊炎，为中老年胆道疾病中常见的一种疾患，90%左右与胆石症同时存在，其发病率随年龄增长而增加，一般说来，中老年人胆汁中因易有厌氧细菌而引发胆囊炎。急性胆囊炎在老年人的发病率常有增加。急性胆囊炎反复发作变为慢性，其在中老年人的发病中相当多见，可表现为消化不良，右肋部不适，特别是在进食脂类食物后出现疼痛，并可放射至右肩部。慢性胆囊炎在急性发作期可有寒战、高热、黄疸等症。由于慢性胆囊炎反复发作，胆囊内浓厚粘液也可阻塞胆道系统，引起急性胆管炎而出现典型的胆绞痛的临床症状。

慢性胆囊炎出现胆囊萎缩、钙化易转变为癌症。胆囊癌多见于老年妇女，80～85%合并有胆结石，约10%年龄在65岁以上。在年龄70岁以上有胆道疾病患者中11%有胆囊癌。此癌症发展隐秘，手术前确诊率仅为10%，且常常在发现时已发生转移。因此，对钙化胆囊、严重萎缩失去功能的胆囊宜及早手术切除。

推拿对胆囊炎的治疗有较好的效果，尤其是消除症状、缓解疼痛有较明显的效果，但必须持之以恒。

〔预防〕

1. 行健运法，配合宽胸法。

2. 捏脊，用捏三提一法，每日一次，每次五遍，7次为一疗程。一疗程后休息三天。

3. 摩腹，3分钟。

〔治疗〕

1. 推脘腹　用一手大鱼际自鸠尾穴沿任脉直推至关元穴，1分钟。

2. 摩胁肋　用两手同时按摩两胁肋部，1分钟。

3. 抹胁肋　用左手（五指张开），沿右侧肋骨间隙由胁肋后向胸前抹胁肋部直至脘腹部，1分钟。然后用右手如法抹左侧。（图5-3）

4. 按揉穴位　用双手中指按摩梁门、章门、中脘、天枢、气海诸穴，每穴半分钟。

5. 按穴　按胆囊穴、足三里穴、三阴交穴，每穴1分钟；然后再重按胆囊穴2～3分钟。按后可加揉。

6. 按揉俞穴　按揉肝俞穴、胆俞穴与背部压痛点（一般在脊柱旁开1.5寸处，要寻找），最后拿肩井穴结束手法。

〔按语〕慢性胆囊炎为中老年人的一个常见病，推拿保健对本病有较好的预防作用，尤其是对消除症状、缓解疼痛效果显著，且方法简便。

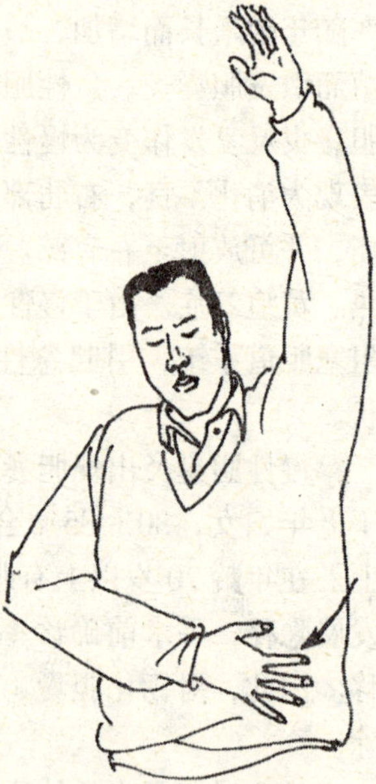

图5-3　抹胁肋

对出现胆绞痛，即慢性胆囊炎急性发作者，应以止痛为先，可先按胆囊穴，然后再在背部寻找压痛点予以按揉，可使疼痛缓解。但在疼痛缓解后，应立即送医院进一步治疗，切勿大意。

慢性胆囊炎在行推拿治疗前一定要诊断明确。临床检查必须作B超以排除其他疾病。

其他方法有：

1. 西药治疗：在医生指导下服用一些药物。

2. 中成药：目前常用的有利胆片、金胆片和通石冲剂等。

亦需在医生指导下服用。

3. 食疗：每天早、中餐服用适量糖醋生姜，可防止胆囊炎复发，起到辅助治疗作用。

4. 忌酒、高脂、重油腻食物；忌辛辣刺激性食物。

5. 养成良好的排便习惯。

6. 节制饮食，切忌暴饮暴食。

对慢性肝炎病人亦可参照本症治疗。

腹部手术后肠粘连

腹部手术后肠粘连是一种常见的手术后并发症，尤其是中老年人在阑尾切除手术、胆囊切除手术和盆腔手术后最为常见。在行胃切除手术后也时有发生。

术后肠粘连可发生于手术后任何时期，多数在手术后三个月至二年内发生，少数体质肥胖或体质虚弱者可于术后短期内发生。

本症的临床主要表现是在腹部手术后二年内的任何时期出现腹部阵痛或持续性的隐痛、腹部胀满、矢气不通为主要症状。同时有些人伴有恶心欲吐、饮食减少、大便干结或秘结等现象。严重者可出现剧烈疼痛（腹痛）、腹胀、呕吐频繁、无便意等症状。此时往往是因肠粘连而转化为肠梗阻。肠梗阻是较为危重的病症，要即刻送医院进行救治，万万不可大意，以免造成严重后果。

造成手术后肠粘连的原因多数认为有：手术中止血不善、或手术时间过长致使肠浆膜暴露过久、或反复手术、或手术中有异物存留腹腔内等。

〔预防〕

1. 术后通气以后即可自行摩全腹，每日 1～2 次，每次 5～10 分钟；或每日一次，每次 15 分钟；按揉足三里穴 5 分钟。

2. 适当多吃萝卜汤、大蒜子以增加通气。

〔治疗〕

1. 点揉穴　用拇指或中指指端先点后揉中脘、天枢、气海、合谷、足三里、三阴交诸穴，每穴半分钟左右。

2. 摩全腹　用一手手掌顺摩全腹 5 分钟以上，摩时先轻后重，逐渐用力。

3. 揉痛点　用手掌或大鱼际在腹部压痛点处按揉，3～5 分钟，先轻后重。

4. 拿抖腹部　仰卧，双手同时对称拿取腹部两侧腹肌，慢慢提起并轻微抖动片刻后再放下。如此反复作 5 次或更多。

5. 擦揉腰骶　先按揉大肠俞穴、上髎穴各半分钟后按揉腰骶部 1 分钟，最后从腰向长强穴用擦法，以透热为度。

〔按语〕手术后肠粘连症是中老年人在腹部手术后的常见并发症。轻者给患者带来痛苦，重者可造成肠梗阻而危急生命，应予以重视。同时本病发作无定时，亦无明显规律，症状时轻时重，故对本病最好以预防为主，在手术拆线后即可常作摩腹、按揉足三里穴和擦腰骶三个方法，既起到预防，亦可起到保健的作用。

同时本症尚需注意饮食的调理，术后休养期间保持定期的活动如散步等也很重要。

其他方法：

1. 针灸可配合使用，但需医生的指导下进行。

2. 中成药：轻者在得到医生的指导下可配合服用“木香顺气丸”。

胸胁迸伤

胸胁迸伤又称“岔气”、“闪气”，俗称“内伤”、“伤力”等，西医统称为“胸壁软组织挫伤”，是平时最常见的外伤之一，多为打击、撞击、扛伤或搬东西时用力过猛造成胸部疼痛、呼吸不畅，咳嗽或大声说话等均可使疼痛加重为主症的病症。严重时可影响呼吸和进食，出现胸闷、胸胁胀满、呼吸气短、身体活动受限等症状。

单纯胸胁迸伤推拿手法治疗的效果较为满意，但在进行推拿保健治疗前必须要经过专科医生检查，有条件者须作 X 光检查以排除骨折。

中医认为本病为络脉受损，气血运行不畅，以致气滞血瘀，阻塞经脉造成。

在一般检查时，用两手对称在胸廓左右、前后用力挤压，如肋骨无明显疼痛可排除骨折的存在。

〔预防〕

1. 可行干浴法。

2. 注意适当参加一些文体活动，以增强体质。

〔治疗〕

1. 抹胸背部　用一手（五指张开）从患侧背部沿肋骨间隙向胸前，自上而下的抹动，5～7 遍。

2. 按压痛点　在患侧的背部找寻相应的较明显的压痛点，按揉之，1 分钟；再用掌擦半分钟。

3. 拿内关　拿患侧的内关穴，半分钟后令患者咳嗽几声，然后再按揉内关穴半分钟。

4. 按揉足三里穴　用拇指按揉 1 分钟。

〔按语〕胸胁迸伤推拿治疗效果较佳，只要操作正确可起到立竿见影的效果，其关键是压痛点要找准，按揉要彻底，拿内关穴位要准，尤其是按揉内关时酸胀感要沿前臂向肘上方直至肩前内下方，其效果才显著。

注意行推拿法治疗前必须诊断明确，排除肋骨骨折。

其他方法：

1. 严重的损伤可配合胶布固定，或贴麝香大王膏、狗皮膏等。

2. 内服药物：三七片，每次5片，一日三次，红糖水服下。

本病治疗期间忌食生冷、辛辣食品、烟酒等。

更年期综合征（围绝经期综合征）

更年期综合征是中老年的一个常见病症，男女均可发生，以女性发病为多见，（女性更年期综合征，现称为“围绝经期综合征”。）属代谢、内分泌系统疾病。更年期的变化实际包括两个方面：一是体内雌激素水平低下所直接产生，二是机体老化的影响，两者交织在一起便会产生更年期综合征。其症状轻重不一，表现也不尽相同，但都是以植物神经和内分泌紊乱症状为主的证候群。其临床表现主要为：

月经失调：此现象出现最早，表现为经期延长、量多且不规则、或量逐渐减少而停止、或经期短、量少而停止、或骤然停止。

血管运动功能失调：表现为潮热、心悸、多汗、畏寒、头痛，其中以阵发性潮热最为突出，情绪波动、劳累时可促使症状加重。

精神神经症状：情绪多不稳定，常有烦躁易怒、抑郁、耳鸣、眩晕、失眠、记忆力减退、思想不集中和多疑等症状，并时有皮肤感觉过敏和异常，严重时可发生神经官能症或抑郁症。

更年期综合征的诊断主要是依靠临床症状，实验室检查可见雌激素水平下降和促性腺激素上升。

更年期是性成熟期向老年期的过度，每个人的表现症状不同，轻重不一，其中有1/3的女性可平安渡过而不产生明显症状，有2/3的女性则表现明显。男性在此期间亦有部分可出现不同程度的精神神经方面、血管运动功能方面的症状。

中医认为本病的主要病因是由于肾气衰竭，阴阳失调而致脏腑功能失调，且又不能及时自我调整，以致影响到肝、脾、心、肾等脏器的正常功能，出现肝肾、脾肾、心肾等多种病理改变而产生相应的一系列临床症状。

〔预防〕

1. 行滋肾法或培元法，配合干浴法。

2. 参加一些公益和文体活动，保持心情舒畅。

3. 多食含钙和维生素 D 的食物，限制脂肪和糖的摄入，坚持低盐饮食。

〔治疗〕

1. 梳理头部　先用按揉法按揉头部，3 分钟；然后再用两手四指指背从头部两侧由前向枕后依次梳理头部至中央为 1 遍，做 7 遍；最后用两手擦头部和叩击头部。

2. 推揉太阳　先揉两太阳穴 1～2 分钟，然后从太阳直推至耳软骨上角。

3. 拿揉胸肌　两手同时交替拿揉两侧的腋前内侧胸肌，局部以酸胀为度。

4. 擦胁肋　两手同时擦两侧胁肋部以局部透热为度。

5. 按揉关元　双掌重叠按揉关元 3 分钟。

6. 按揉肝俞穴、脾俞穴、肾俞穴各 1 分钟。

7. 擦涌泉　先按后揉再擦涌泉穴，各 2 分钟。(擦时以透热为度)

8. 拿肩井 3～5 次。

〔按语〕更年期综合征多发于 45～55 岁的妇女，这个年龄段亦是一些子宫癌、宫颈癌、卵巢癌等肿瘤的高发期，所以必须谨慎，应请专科医生明确诊断后才能进行推拿保健。推拿疗法对本病的治疗效果较好，贵在坚持。对症状严重者，应适当配合中西药治疗，效果更佳。

对患有其他老年常见病、慢性病的患者，应配合相应的推拿保健或药物同时治疗为好。

其他方法：

1. 西药　一般主张用谷维素、安定、维生素 B_1、B_6 等，但必须在医生指导下服用。

2. 中药　以疏肝理气、清心滋肾为主，如逍遥丸、六味地黄丸等，亦须在医生指导下服用。

3. 进行适量的体育锻炼，如慢跑，太极拳、健身操等，积极参加一些公益活动和文娱活动。

4. 保持心情舒畅，防止郁闷，多和朋友交流以防症状加重，必要时还需进行心理治疗。

前列腺增生症

前列腺增生症又称前列腺良性肥大（简称前列腺肥大）或前列腺结节性增生，是男性中老年人常见的疾病，多发于 50 岁以上，发病率随年龄增长而增加。我国近年来发病率有增加的趋势。本病的病因目前尚不清楚，一般认为与中老年人激素失调有密切关系。其临床症状特点为：小便频数、排尿困难、排尿不尽、分段排尿和排尿时间延长、终末滴尿，晚期可出现急性尿闭或小便失禁。前列腺增生属中医的“癃闭”、“小便失禁”、“小便遗溺”等范畴，多因气滞血瘀、湿热下注、肝肾亏损、脾虚不运等所致。

〔预防〕

1. 行培元法，配合壮腰法。

2. 行提肛运动，每日 1 或 2 次，同时按揉会阴穴 3 分钟。

3. 摩小腹 3 分钟，击骶部 3 次，揉长强穴 1 分钟。

〔治疗〕

1. 推小腹　用小鱼际或大鱼际沿任脉自脐推向耻骨联合，7

遍：然后按揉气海穴、关元穴、中极穴各1分钟。

2. 摩小腹　摩小腹3～5分钟后，先掌揉中极穴3分钟，再按压中极穴（随呼吸逐渐用力下按直达深部，然后停留片刻后突然放松），最后按揉中极穴，1分钟。

3. 分推小腹　用两手自脐向两侧分推小腹，直达于耻骨联合上（沿任脉经向两边分推）。

4. 按揉穴位　先按后揉会阴穴、三阴交穴、次髎穴、长强穴，每穴1分钟。

5. 叩击腰骶　用手背叩击腰骶部14次，再擦腰骶，以局部透热为度。

6. 滋肾　先按揉涌泉穴1分钟，然后擦之，以透热为度。

〔按语〕前列腺增生症为中老年男性常见病，虽为良性，但可引起膀胱颈梗阻影响排尿，如不及时治疗还可导致外溢性尿失禁或急性尿潴留。

前列腺肥大的治疗取决于全身健康状况及病情的轻重，故加强锻炼，提高身体体质是重要的方面，此外对患慢性前列腺炎者一定要及时治疗以免延误病情，发展成前列腺增生。对本病的治疗目前虽方法很多，疗效均不够理想，推拿对本症虽有较好的效果，但见效较慢，所以必须长期坚持。

其他方法：

1. 药物治疗　症状较轻者可服用前列康，一定要在医生的指导下服用。有文献报道：祛隆胶囊（中成药）对前列腺肥大有较好的治疗作用，具体用法须在内科医生指导下服用。蜣螂研粉每日3克开水冲服能使前列腺缩小，尿道梗阻解除。

2. 针灸、理疗亦可配合治疗。

3. 对于有轻度尿潴留者可考虑用外敷法。

(1) 独蒜头一个，枝子三个，盐少许，混合捣烂摊于纸上贴于脐部。

(2) 盐半斤炒热，用布包好后熨脐腹部，冷后再炒热熨之。

4. 如保守治疗无明显效果者，应及时作手术治疗。

此外，对前列腺增生症还应特别注意鉴别，排除前列腺癌、前列腺肉瘤和膀胱癌等病症。

〔附〕前列腺炎

前列腺炎是男性常患的一种秘尿系统疾病，有急、慢性之分，急性多见于青壮年、慢性多见于中老年，究其原因多为房劳过度、或有手淫、或欲念不遂、或嗜酒酗酒等所致。西医认为乃因细菌（葡萄球菌、链球菌或大肠杆菌）侵犯后尿道，再经前列腺管进入腺体，或直接侵入前列腺所致的继发性感染。主要表现以会阴部或直肠有不适感、疼痛或憋胀感，并可放射到腰骶部、耻骨上、睾丸及腹股沟处，排尿不适、尿中常有白色分泌物溢出等。

因急性前列腺炎多见于青壮年且推拿治疗效果并不理想，故不予介绍。慢性前列腺炎可参照前列腺增生进行预防和治疗。同时注意治疗期间保持阴部清洁、节制或禁止房事、消除思想顾虑、保持心情舒畅、忌食烟酒及辛辣刺激食物，如有手淫恶习，当戒除。再配合中药煎水坐浴则效果更好。慢性前列腺的治疗贵在坚持。

网球肘

网球肘是附着在肱骨外上髁部的旋前臂肌肉群过度用力而使附着部肌腱受到牵扯造成的急性或慢性损伤，产生炎症反应而出现症状。

网球肘，顾名思义过去多发生在喜爱打网球的人，近来不仅打网球的人易患此病，凡是经常用前臂旋转用力的劳动者都可发生本病。所以近来人们称之为“肱骨外上髁炎”。一般女性多于男性，也是中老年人好发的疾病之一。

本病的临床诊断比较简单，主要表现为前臂外侧（桡侧）与肘关节外侧酸胀疼痛，尤其是前臂用力时或日常拧东西时疼痛加重，严重时手持东西、或端东西、甚至拿物品时都会产生疼痛，有时会出现拇指与食指握力明显减弱而造成所拿持物品滑落的现象出现。

〔预防〕

1. 按揉肘外侧。

2. 擦前臂外侧。

3. 活动腕、肘关节；避免过度或长时间使前臂旋前用力。

〔治疗〕

1. 按揉法　先拿后揉曲池穴、手三里穴和阿是穴，每穴半分钟，然后按揉肘外侧和前臂外侧的肌肉，2 分钟。

2. 点拨阿是穴　用拇指指尖压在阿是穴（压痛点）上作快速的拨动，3 次，然后用拇指或掌揉 1 分钟或更长时间。

3. 屈伸活动肘关节 3～5 次。

4. 擦肘外侧　擦时先慢渐快，以局部透热为度。（擦时尽量向前下至前臂外侧）

〔按语〕网球肘是目前临床常见病，也是中老年人的多发病。本病的特点是起病慢，进展也缓慢，等到症状明显而影响日常活动时一般病史都较长。治疗本病的方法很多，但推拿不失为一种效果较好的疗法之一。治疗时必须注意患肢的休息与保暖和尽量不接触凉水，否则会影响治疗的效果。

其他方法：

1. 西药　病情严重时可服用消炎痛 25mg、3 次/日：维生素 $B_1$20mg、3 次/日。也可用封闭疗法治之。

2. 针灸　可用艾条灸阿是穴，第天 1～2 次。

3. 可外贴麝香大王膏。

4. 中药外敷或湿热敷。(中药外用方同“膝部劳损”的外用方。)

其他肘部的损伤如矿工肘、标枪肘和桡骨茎突部腱周围炎可参照本法治疗，仅操作部位不同。

颞颌关节弹响症

颞颌关节又称下颌关节，是面颊部唯一的一个多动关节。颞颌关节弹响症也有人称之为“颞颌关节功能紊乱症”，为临床常见病。中老年人由于衰老，面部肌肉尤其是咀嚼肌松弛，下颌关节的关节囊与韧带张力减弱，容易造成下颌关节结构的稳定性降低，致使关节在活动时出现弹响。但目前对本病的确切病因尚未认识清楚，一般认为与以下几种情况有关，即关节周围肌肉过度兴奋或抑制、牙咬合关系紊乱、关节先天畸形、外伤或劳损及冷刺激等。

本症的主要症状为张口不利，每当张口稍大时便会出现关节的“咯噔”弹响声，有时闭口也会出现弹响；关节部酸胀疼痛；按压关节部胀痛尤其明显。

〔预防〕

1. 行固齿法。

2. 不要过多的咬硬物等。

3. 注意面部保暖，冬天外出最好要带口罩。

〔治疗〕

1. 按揉颞颌部　用一手大鱼际在患侧颞颌关节部按揉 3 分钟，然后再按揉整个面颊部，3 分钟。

2. 按穴　按揉耳门穴、下关穴、颊车穴，每穴 1 分钟。

3. 按揉下颌关节的痛点，2 分钟。亦可配合拨法。

4. 抹颞颌部　用大鱼际由上向下抹颞颌部，1 分钟。

5. 擦颞颌部　用小鱼际擦，以局部透热为度。

〔按语〕本症老年人尤为常见，对人体健康虽无大碍，但影响饮食，给生活带来很大的不便，且长期不予治疗容易造成下颌关节脱位。推拿对本病的治疗效果较为满意，由于本病起病慢，病程长，故治疗时间相对也较长，应坚持治疗。

本症在治疗过程中应注意局部保暖，冬天外出要带口罩，忌食生冷及硬性食物，尽量避免大声说笑或张口大笑。

肩周炎

肩周炎的全称为肩关节周围炎，又称“五十肩”，中医称为“漏肩风”，属于痹症范畴。本病好发于50岁以上的老年人，是以肩关节周围软组织慢性炎症而引起一系列症状的疾病。为临床多发病之一。本病的病因，中医认为主要是年老体衰、气血不足、肝肾亏损、筋脉失养，此时若露卧当风，易遭风寒侵袭而留于经脉所致；西医则认为是因肩部肌肉、肌腱、滑囊的慢性损伤而致炎症以及内分泌失调所引起。

本病的主要症状为肩关节酸胀疼痛或疼痛，尤其是晚夜间痛剧而影响入睡、活动受限甚至障碍，开始以肩关节前屈、外展受限为多，逐渐发展成后伸、高举不能，严重影响日常生活和工作，日久可出现肩部肌肉的萎缩，上肢力量减弱等症状。

〔预防〕

1. 行舒背法。

2. 注意肩部保暖，尤其天热睡觉时不能受凉。

〔治疗〕

1. 按揉肩部　先拿（或按）肩井、肩贞、肩髃等穴各半分钟，然后再按揉肩部周围。

2. 拿穴　拿揉曲池、手三里、合谷诸穴每穴半分钟。

3. 动肩　作患侧肩关节的左右、前后摆动，幅度由小逐渐

加大，5分钟左右。(图5-4)

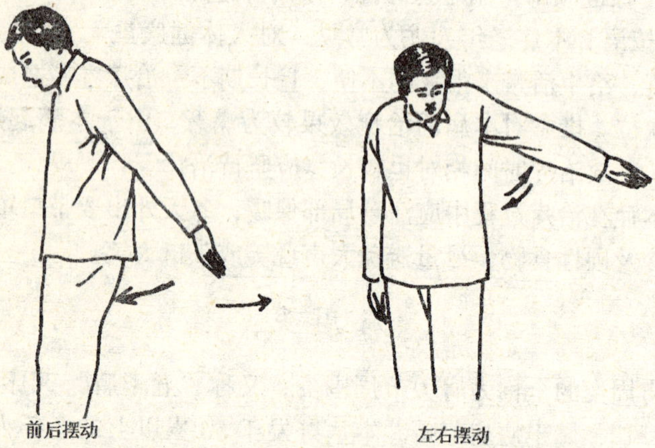

图5-4　动肩

4. 运肩　作患侧肩关节连同肩胛骨的上、前、下、后的运转，2分钟；然后再作上、后、下、前的运转，2分钟。

5. 擦肩　先拿捏肩部，1分钟；然后擦肩部周围，以透热为度。

〔按语〕本病症是中老年人的常见疾病，其发病时间以春、冬两季为多，男女均可发病，可一侧发病也可两侧肩关节同时发病或交替发病，症状轻重不一。初期症状多不明显，故往往易被忽视，待加重时一般都已经过较长时间。但是，本病早期治疗见效快，疗效好，治疗时间短，应引起重视。否则治疗时间都较长，影响生活和工作。

本病在治疗的同时必须配合肩关节的功能锻炼（俗话说“三分治疗，七分锻炼”，即是针对本症而言），如吊单杠、爬墙练习（图5-5)、体后拉肩（图5-6）等，禁忌作肩关节的环绕活动，环绕活动非但无益还可加重症状，应引起注意。

本病症在急性发作期以疼痛剧烈为主时，手法治疗要轻柔，同时必须配合药物治疗，如西药的消炎痛和维生素 B_1、中药的汤剂（可请医生酌情开方）等。

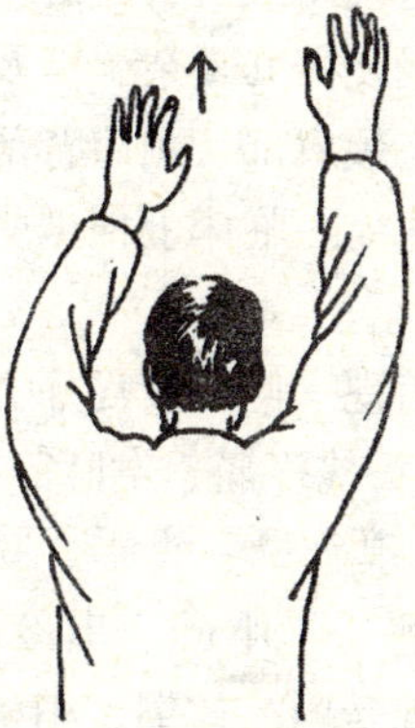

图 5－5　爬墙练习

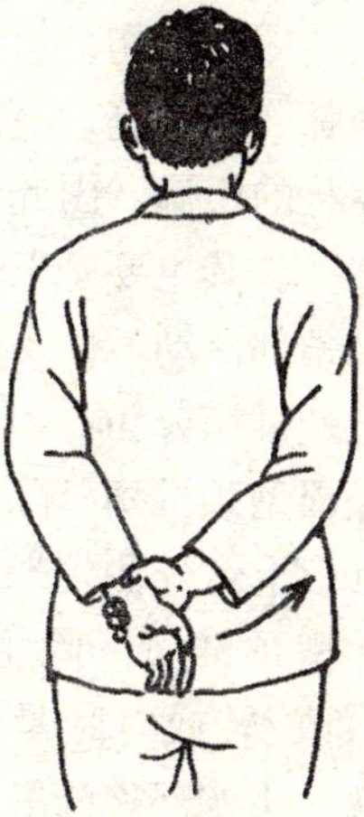

图 5－6　体后拉肩

其他方法还有：

1. 中成药：三七片、舒筋活血片、补肾强身片等内服（在医生指导下）。

2. 封闭治疗。

3. 针灸治疗。

4. 用中药外敷或湿热敷等。（中药外用方参照“膝部劳损”的外用方。）

此外，本病在治疗期间和治疗之后都应注意保暖，忌食生冷和患手接触冷水（尤其冬天），并坚持锻炼，这对巩固疗效，防止复发意义很大。

颈椎病

颈椎病又称颈椎综合征，是临床上最为常见的一种病症之一，可发于任何年龄，但以中老年人为多见。

颈椎病是由于颈椎退变、颈椎间盘变性、萎缩以及颈椎周围软组织的急、慢性损伤，组织的炎症反应、变性、粘连造成颈神经根、椎动脉、颈脊髓、交感神经等受压迫或刺激所引起的一系列相应的症状的疾病。因此颈椎病的临床表现极其复杂，涉及的范围也很广泛。其主要是以颈部、颈枕部、颈肩部、颈肩背部疼痛或酸痛：颈部活动不便、受限、障碍为主症。临床上根据受累及的组织把颈椎病分为：

颈神经根型颈椎病　除主症外，同时出现一侧上肢疼痛、无力、麻木（以上臂外侧到拇指为多见），或头枕疼痛、发麻等。

椎动脉型颈椎病　除主症外，同时出现头晕、头昏、眩晕（视物在颈部旋转或时眩晕明显）并伴有恶心、呕吐、出冷汗、耳鸣、复视、头枕部疼痛等，严重者可出现晕厥、摔倒、稍稍转动头部即出现眩晕等。临床上常称此为“颈性眩晕”症。

脊髓型颈椎病　除主症外，同时出现上肢无力、不灵活、不能完成精细动作与下肢无力如绳索捆绑样，行走时不稳如踩棉花；二便异常（尤其排便不尽，肛门作坠，有便意而无便可排）等。严重者可出现肢体瘫痪，大、小便失禁。

交感神经型颈椎病　除主症外，同时出现血管性头痛、偏头痛、半身酸胀、肢体发凉出汗、心前区疼痛、心率失常（交感神经兴奋型），人们把此颈椎病引起的心绞痛称为“颈性心绞痛”；或心动过缓、流泪、血压偏低、偏头痛等症状（交感神经抑制型）。

混合型颈椎病　以上四型中有二型或二型以上症状同时出现则称为混合型。

由于颈椎病的临床表现非常复杂，又与多种病症相似，所以在防治颈椎病前，一定要请专科医生检查确诊，不要盲目进行医治。

对于颈椎病的诊断，应以临床症状表现为主要依据，切不可单纯依赖 X 线片的检查，以免误诊。近来，CT 和 MRI 的普及为诊断颈椎病提供了方便。

〔预防〕

1. 行强颈法、舒背法。

2. 注意颈部活动的适量、正确。防止外伤。

3. 注意颈部保暖和睡觉时枕头适中以及正确、合理用枕。

〔治疗〕

1. 按揉穴位　按揉患侧风池、阿是穴、肩井穴、手三里穴、曲池穴、合谷穴，每穴半分钟。

2. 抹颈肩　先按揉颈椎两侧，自上而下（即由枕部到肩部），3 分钟：然后摩手令热，以左手小鱼际抹右颈部至肩部，14 遍。然后如法用右手抹左颈肩部。（重点在患侧）

3. 叩击肩部　用一手轻轻叩击患侧颈肩部，重点在肩井穴附近，1～3 分钟。

4. 运颈部　将颈部拔直，缓缓作左、右、前、后活动各 14 次。

5. 运肩胛　作患侧肩胛骨的运转活动 3 分钟。（如“运轳辘”法）

6. 抹上肢　从肩部开始沿上肢外侧直抹至手腕部，14 次后捻动五指 3 遍。

〔按语〕颈椎病是临床上的多发病之一，中老年人发病率尤其较高，推拿疗法对本病的治疗效果较为理想，被视为首选的治疗方法之一。但推拿保健对颈椎病的治疗以神经根型效果最好，同时对一般较轻的其他类型，效果也较为理想。但对于严重者，则必须请专科医生医治。不过推拿保健对巩固疗效、防止复发有极好的效果。此外用于预防，效果令人满意。

其他方法还有：

1. 牵引疗法　牵引是治疗颈椎病的一个常用辅助方法，牵引的姿势常有坐位、半卧位两种，牵引的重量一般为 3～15kg，时间一般为 15～30 分钟，每日一次。牵引的重量必须随病情和病人适应情况酌情调整，不可一概而论。另外，行牵引时，必须要有人看护，切不可一人独行牵引，以防因牵引不适或不当，而发生意外。

2. 理疗　理疗也是常用方法之一。

3. 针灸疗法亦可选用。

4. 药物治疗　西药目前尚无治疗颈椎病的理想药物。中成药对颈椎病的治疗效果也不稳定，一般原则是活血化淤、补益肝肾。

5. 对中老年人，适当补钙值得考虑。

6. 枕头疗法　以直径 12cm、长 40cm 的椭圆形枕头，长期枕头颈部，可以使症状改善，甚至消失。平时用的枕头亦可，但一定要注意高度，并使枕头枕在枕颈直达肩部。

对因睡眠姿势或其他原因造成的落枕可按上述方法治疗，效果满意。

腰　　痛

腰痛是一个临床症状，而不是一个具体的疾病，很多的疾病都可引起腰痛，老年人的腰痛常伴有腿痛，形成老年人常见的腰腿痛。

老年人引起腰腿痛的原因很多，常见的有扭伤和劳损，其次为外感引发或劳累过度所致。

老年人的腰腿痛往往合并有风湿或兼夹风湿的因素。故除急性扭伤出现腰痛、活动受限，甚则腰部不能转动、行走困难、腰不能直，疼痛常放散到臀部和大腿部。而劳损、腰椎间盘突出症、腰椎退变、骨质疏松等病症所致的腰痛或腰腿痛多数以腰部酸胀疼痛连及下肢为主要症状。其中：

劳损　腰部酸胀疼痛连及臀部及大腿部，严重时腰部板硬、紧张，在肾俞穴附近有一个或二个小硬结，压痛明显。

腰椎间盘突出症　腰部疼痛连及臀部，下肢窜痛（放射痛）直达足背或足拇趾。腰部活动明显受限，严重时疼痛剧烈，不能站立行走。

骨质疏松　腰痛为主，连及臀部，同时有全身骨节、肌肉酸痛，并且容易抽筋（尤以下肢多见）。

腰椎退变　腰部僵硬不灵活；酸胀疼痛、弯腰困难，尤为板状腰，腰痛在早晨起床时明显，活动以后减轻或好转，久行久坐亦感腰部酸胀。

外感　腰部酸胀疼痛，或酸楚难当；同时周身关节酸楚、骨节疼痛。并有外感的症状。

如果腰痛持续并呈进行性加重，尤其是晚夜间疼痛明显加重应考虑排除是否是腰椎结核或腰椎肿瘤，必须到医院进行检查，不能大意而延误病情。

〔预防〕

1. 行壮腰法，配合太极拳（可选简化24式、42式或48式）。

2. 注意保暖，加强腰背肌的锻炼，卧硬板床。

3. 适当参加文体活动。

〔治疗〕

1. 外感引起的腰痛　可参照“感冒”篇，加揉两侧肾俞，1分钟；拿双腿委中，1分钟；叩击腰骶部。

2. 腰肌劳损

(1) 按揉肾俞穴、腰眼穴、腰阳关穴、命门穴，各1分钟。

(2) 拿揉委中穴、承山穴，各1分钟，按阳陵泉穴。

(3) 按揉上髎穴、环跳穴，各1分钟。

（4）叩击腰骶部，3分钟。

（5）擦腰部两侧及腰骶部，均以透热为度。

3. 腰扭伤

（1）拿揉委中穴、承山穴，各2分钟。

（2）按揉上髎穴、肾俞穴，各1分钟。

（3）推抹腰部两侧，3分钟。

4. 腰椎间盘突出症

（1）参照腰肌劳损操作。

（2）按揉腰骶旁的压痛点，2分钟。

（3）仰卧后按揉髀关穴、血海穴、足三里穴，各1分钟。

（4）直腿高抬3~5次。

5. 骨质疏松症　参照腰肌劳损的方法。

6. 腰椎退变　参照腰肌劳损的方法。

〔按语〕腰痛一症临床极为多见，中老年人尤多，治疗难度也较大，主要原因是由于其诊断较为困难。中老年人的腰痛以虚损为主，中医认为“腰为肾之府”，腰痛多与肝肾亏损有密切的关系，故应以补益肝肾为主。

对腰痛的治疗方法很多，推拿的治疗效果较为令人满意，但是一定要注意坚持，尤其是自我推拿保健，更加应该坚持进行。一般一日一次，七天为一疗程，一疗程后可休息3天再进行第二个疗程；3个疗程后可休息10天或半月作为调整。

其他方法有：

1. 西药　当疼痛较为剧烈时，或受凉、变天痛甚时可考虑：消炎痛25mg，3次/日与维生素$B_1$20mg，3次/日。饭后10分钟服用，连续7天或在医生指导下用药。

2. 中成药　可供选择的较多，但较为经济实用的有补肾强身片、舒筋活血片、（或鸡血藤浸膏片），每日3次，每次各服6片，饭后服。

3. 药酒　对慢性腰痛患者如喜欢饮酒者可考虑在冬天服用一些药酒。最好能请专科医生根据病情开药酒方，自己泡制。在立冬或进九天后每晚服用少许，切不可过饮，一般为自身酒量的1/4或1/5即可。(中药药酒方见附方。)

4. 针灸、理疗、练功等　可配合治疗。练功较为理想的是“太极拳”和“健身舞”。

5. 注意参加其他的一些文体活动。

6. 平时注意对腰部的保护如保暖、卧硬板床等，注意加强腰背肌的锻炼。同时中老年朋友要少食生冷的食品，注意生活卫生，避免居住环境的潮湿。

膝部劳损

膝部劳损是指膝关节在长期的活动中，因负重、屈伸或扭转等原因而致的慢性累积性损伤逐渐发展而成，或因膝关节外伤后未经治疗（失治）、或误治（治疗不得法）、或治疗不及时、或治疗不彻底而导致。

膝部劳损最常见的是：髌下脂肪垫劳损，髌韧带劳损，慢性损伤性滑膜炎，髌骨软骨软化症，其中前两者在中老年人中多见，而后两者多见于青壮年，尤其是运动员、演员等最易发病。本节只对髌下脂肪垫劳损进行介绍和讨论，其他均略之。

髌下脂肪垫劳损一般起病都较缓慢，开始只觉膝关节酸痛，日后逐渐加重，出现膝下疼痛、乏力，继之产生膝关节活动受限，甚至膝软现象，尤其是伸膝和屈膝用力时疼痛明显（如上、下楼时）。当膝关节受凉或劳累时亦可加重病情，在热敷或休息后疼痛又可减轻、缓解。在髌骨下髌韧带的两侧有轻微的肿胀，但皮色正常，按之质软且有明显疼痛。

〔预防〕

1. 行理筋法。

2. 坚持打太极拳。

3. 注意保暖。

〔治疗〕

1. 按揉穴位　按揉血海穴、膝眼穴、阳陵泉穴及阿是穴，每穴1分钟。

2. 按揉髌周　用拇指（或小鱼际）按揉髌骨下缘及髌骨周围，3～5分钟。（图5－7）

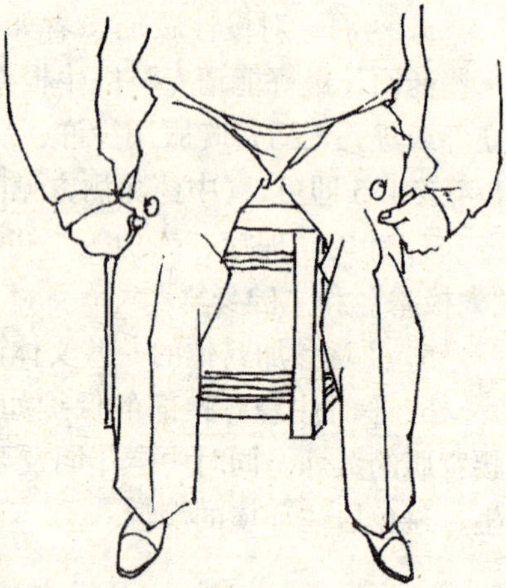

图5－7　按揉髌周

3. 按拨阿是穴　用拇指指端点按住阿是穴片刻后迅速向左右拨动3次，拨动后重新点按之，最后加揉法，3分钟。

4. 磨髌　用一手掌心按住髌骨，轻缓的作顺时针方向摩动（此时膝关节伸直、放松）2分钟左右。

5. 搓髌骨　用两手小鱼际按于髌骨上、下缘（右手在下）先缓慢的搓动半分钟，然后逐渐加快，以整个膝关节内部透热为最佳。（如能请他人操作，（图5－8）效果更佳。）

6. 点按髌骨　先用手指点击髌面及周围，1分钟。然后用全掌按于髌骨上，半分钟。最后拿揉委中穴1分钟。

〔按语〕膝部劳损是临床常见病，尤其是髌下脂肪垫劳损和髌韧带劳损是中老年人膝部劳损中最常见的病症。它对中老年人的活动和生活影响很大，故对本病应引起足够重视。对本病的治疗，推拿是较为理想的方法之一。一般优于其他方法，是治疗本症的首选方法，缺点是疗程较长。

髌韧带劳损在症状上与髌下脂肪垫劳损有很多相似之处，在治疗上也较相似，只是手法操作的重点部位不同而已。

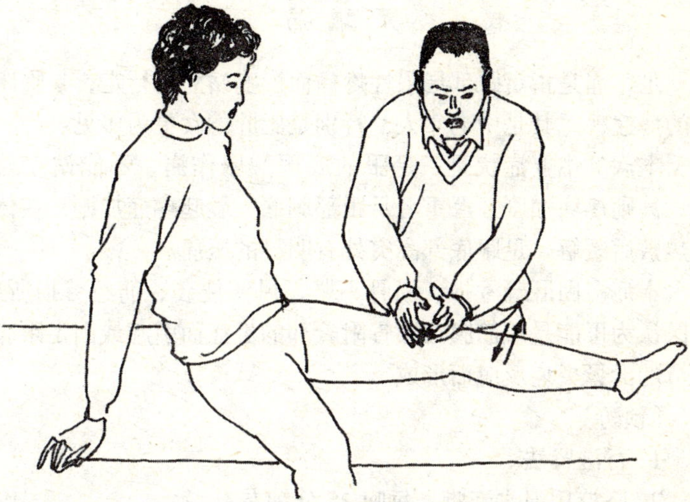

图 5-8 搓髌骨

本症在治疗时，必须配合膝部的功能锻炼，尤其是作股四头肌的收缩活动、蹲空增力和白鹤转膝，可使疗程缩短，疗效增加、巩固而持久。同时还必须注意膝部保暖和休息，在治疗期间尽量避免久行、负重和跑跳等剧烈活动，另外在打太极拳时应注意对膝部的保护，以免受伤或加重病情。

其他方法：

1. 针灸　尤其是艾条灸法效果较好。

2. 理疗　一般可选磁疗法和传导热疗法。

3. 无论中、西内服药物均无较好效果，故不予推荐。

4. 中药外用配合治疗效果更好。（中药外用湿热敷方见附方）

此外，慢性损伤性滑膜炎、髌骨软骨软化症、半月板损伤、腓骨小头滑膜炎以及膝关节退行性关节炎等病症亦可参考本病的治疗而治之，亦有较好的效果。

足 跟 痛

足跟痛是指足跟部局限性疼痛而影响站立与行走，是临床常见的病症，尤其是中老年人，特别是肥胖妇女更为多见。

本病的主要症状是：足跟的底部酸胀作痛，不能站立与行走，甚则疼痛加剧；严重者足跟部刺痛，晨起疼痛加剧；在休息或热敷后缓解。足跟底部高突处有明显的压痛。

本症多因肝肾亏损、筋骨不坚、风寒侵袭、筋经劳损所致。西医认为可能是蹠筋膜在跟骨附着部的炎症而引起或因足跟底部结节的滑囊炎症反应而形成。

〔预防〕

1. 行滋肾法。

2. 坚持用温水泡脚，每晚 15 分钟左右。

3. 避免足部过于疲劳如久行、久站等。

〔治疗〕

1. 按揉足底部　用一手拇指按揉足底部，以疼痛点为重点，3 分钟。

2. 叩击足跟　用拇指第一指间关节突起部（屈指）或掌根叩击足跟部，以痛点处为重点，3～5 次。(尽量重叩)

3. 点拨痛点　先用拇指指尖点拨痛点 3～5 次，然后再用掌根按揉 1 分钟或更长时间。

4. 擦足底　用一手小鱼际擦足底部以足跟部的痛点为重点操作部位，先慢渐快擦足底，以深部透热为度。

〔按语〕足跟痛是中老年人的常见病症，对人们的日常生活影响较大。推拿保健方法对本病的治疗效果较好，如能配合中药浸泡则效果更为理想。

其他方法：

1. 中药浸泡　用活血化瘀中药煎水浸泡患脚。注意此法只

能浸泡不可熏蒸，如熏蒸会产生足肿，甚至可造成疼痛加剧。(足跟痛外用浸泡方见附方)

2. 封闭　亦可考虑。

3. 中药内服　可用补肝肾、通经络的药物。

足跟痛的治疗方法虽多，但效果均不尽人意，且疗程较长。故必须坚持用药，综合治疗，方可取得较理想的效果。

老年性痴呆症

老年性痴呆症是老年人常见的一种精神病，多发于65岁以上的老年人，其与遗传、脑老化、病毒作用及脑组织中铝离子增多、脑血管多发性梗死等有关。老年性痴呆症发病缓慢，常在不知不觉中发病，并逐渐加重以至发展到完全痴呆。本症最早可表现为记忆力减退，特别是对最近发生事情的记忆力损害尤为突出，患者往往可记起青年或童年时期的往事，却对昨天所发生事情一点没有记忆，在日常生活中经常发生丢三忘四、遗失物品、迷路的状况，甚至连自己的姓名与年龄都忘的干干净净，同时表现为精力衰退、兴趣狭窄、情绪不稳、自私、主观、固执、急躁、多疑等，难于与人和睦相处，并常常为一点点小事而吵闹不休，平日喜怒无常、蛮横无理；更有甚者可失去理智和道德观念，缺乏羞耻感等，随病情进一步发展，最后可变为严重的痴呆。

〔预防〕

1. 行梳理法与培元法，配合滋肾法。

2. 保持心情舒畅，多作户外活动，坚持锻炼等。可选择太极拳、健身舞、散步等活动。

3. 参加一些公益活动，增加人际交往。

4. 根据自己的业余爱好，丰富自己的晚年生活，如学习书画或诗词等。

〔治疗〕

1. 梳头　两手指间关节屈曲，用食、中、环、小四指指背，从两侧鬓角沿发际从前向枕后依次梳理，直到头顶部为1遍，作21遍。

2. 按摩头部　用食、中、环、三指指面在头部从两侧向头顶作往返按摩，3分钟。(图5-9)

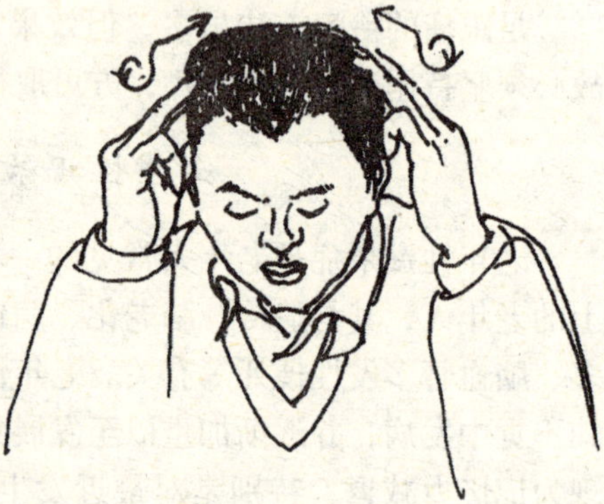

图5-9　按摩头部

3. 点击头部　用两手十指指端轻快有节律的叩击头部3分钟。

4. 擦胸胁　先用右手自胸骨柄至鸠尾穴擦胸部，以局部透热为度；然后用两手擦胁部，也以局部透热为度。

5. 摩全腹　用右手手掌摩全腹3分钟。(用调法)

6. 按揉（振）关元　双掌重叠，内劳宫穴贴于关元穴，按揉（振）5分钟或更长时间。

7. 按揉穴位　按揉百会、风池、膻中、神阙、气海、关元、足三里等穴，各1分钟。

8. 擦涌泉　先用右手拇指按揉左涌泉穴，1分钟，后擦之，以透热为度；再如法用左手擦揉右涌泉。

〔按语〕本病是老年人的常见病症之一，预防本病的发生是极其重要的原则，因为本病一旦发生，初期症状较轻时若能及时治疗，尚有一线治好的希望，不过也以控制病情发展为主，一旦转重，无论何种治疗方法均效果不佳。一般本病症好发于精神抑郁、性格内向、平素少言寡语、多疑多虑的人。故保持心情舒畅，增加人际交往，吟诗作画，陶冶情操，尽量使自己的晚年生活多一份欢乐，少一份孤独，对预防和控制本病是有积极意义的。

有条件者可适当服用一些养血活血、滋肾安神的中成药和营养神经、补脑的药物，但药物的服用要取得医生的指导，切不可盲目服用。

面神经炎

面神经炎即平常所称的面瘫，俗称“歪嘴风”，中医亦称之为“口眼歪斜”。其主要病理变化乃是茎乳突孔内急性非化脓性炎症，导致面神经缺血、水肿受压而致麻痹。属周围性类型，其特点是：起病急，有受风寒史，以病变一侧面部表情肌瘫痪，前额皱纹消失、眼裂扩大、鼻唇沟平坦、口角流涎为主要表现，同时患侧不能做皱额蹙眉、闭目、鼓气等动作。若为中枢性类型，多由颅内疾病所致，其特点是：额纹存在，眼能闭合，多伴有偏瘫或上肢瘫痪。推拿治疗只对周围性面瘫有较好疗效。

〔预防〕

1. 行美容法。

2. 注意颜面部的保暖，避免冷刺激。

3. 对出现咽喉部及口腔、耳部的炎症，应及时治疗，防止诱发面神经炎。

〔治疗〕

1. 按揉穴位　按揉睛明、攒竹、鱼腰、太阳、下关、耳门、颊车、地仓等穴，每穴1分钟（以患侧为主为重）。

2. 掌揉面部　摩掌令热，以两手全掌按揉面颊部3分钟（以患侧为主）。

3. 抹面部　接上式，两手小鱼际分别从两鼻旁沿颧骨向下抹至地仓，然后抹至下颌部，再向上抹至耳门穴上，7～14次。

4. 擦面部　摩掌令热，自下颌部向上擦至前额两侧（患侧为重点），局部透热为度。

5. 按揉四穴　重点按揉患侧太阳、下关、颊车、地仓四穴，每穴1分钟。（图5－10）

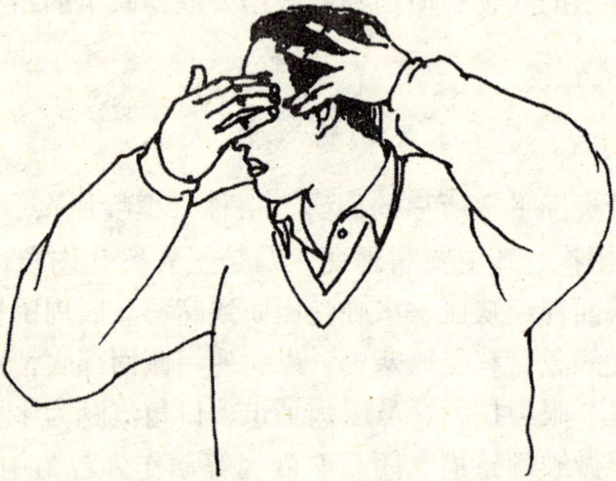

图5－10　按揉四穴

6. 拿穴　分别拿揉合谷穴、鱼际穴、曲池穴，每穴1分钟。

〔按语〕此病可发于任何年龄，但中老年人较多。对面神经炎所引起的面瘫一定要分清是周围性还是中枢性，切勿混淆。至于因中风后遗症（脑血管意外后遗症）而致的面瘫，可参照本病的治疗方法治之。一般单纯面神经炎早行推拿保健，一周即可有明显的效果。注意在治疗期间要局部保暖，避免冷刺激，忌食烟酒、生冷及辛辣食物出门时要带口罩等，如能配合鼓气、搅舌、闭目等锻炼则效果更佳。

慢性肾炎

慢性肾炎亦称慢性肾小球肾炎，病程较为缓慢，其病因目前尚不十分明确，一般认为与变态反应有关，亦可因急性肾炎未得治愈迁延而得。临床以血尿、蛋白尿、管型尿、浮肿、高血压为特点。

〔预防〕

1. 行壮腰法与健运法。

2. 注意低盐饮食，多吃蔬菜水果。

3. 适当多做户外运动，坚持健身运动如太极拳、散步等。

〔治疗〕

1. 梳理头部　用两手十指指端分别从前发际向枕后，由中间向两侧梳理头部至两鬓为1遍，7遍。

2. 按揉腰穴　按揉两肾俞穴、三焦俞穴、关元俞穴，每穴各1分钟。

3. 推腰部　用两手大鱼际自腰脊正中从上向下至骶部分推腰部两侧，往返14次。(此法请别人帮助操作为佳)

4. 擦腰骶　用一手横擦腰骶部，以局部透热为度。

5. 按揉关元、中极　用右手中指与环指指面同时先按后揉关元、中极两穴1分钟，后揉3分钟。

6. 擦涌泉　左手擦右涌泉，右手擦左涌泉，各1分钟。

7. 按揉穴位　按揉两足三里穴和三阴交穴，每穴2分钟。

〔按语〕慢性肾炎较为常见，治疗亦较为困难，推拿只作为一种重要的辅助治疗方法，对消除症状，增强肾功能有较好效果。药物治疗仍是本病的主要治疗方法。

尿潴留

尿潴留是指尿液积于膀胱，排尿困难甚至小便闭塞不通的一种疾病，中医称之为“癃闭”。它以小便不利、点滴而短少甚至不通、小腹胀满、隆起为主要表现，严重者可伴有头晕、心悸、喘息、浮肿、恶心、呕吐、视物模糊等症状，更有甚者可出现昏迷、抽搐等尿毒内攻症状。本病以老年人为多见，同时也是外伤性截瘫、膀胱和尿道结石、中风后遗症、颅脑内占位性病变、脊髓肿瘤、脊柱结核、脊柱骨折、前列腺肥大等病症的常见并发症。

〔预防〕

1. 行壮腰法与清利法。

2. 坚持健身运动，可选太极拳、慢跑等。

3. 坚持早晚作腹式深呼吸，每次15分钟或更长时间。

〔治疗〕

1. 点揉穴位　用一手食、中、环三指指端同时或分别点揉气海、关元、中极三穴，3分钟或各3分钟。

2. 揉小腹　两掌重叠，掌心贴于脐与耻骨联合连线中点，按揉小腹。注意速度要缓慢，边揉边用力下按，3分钟。

3. 推按箕门　先用两手大鱼际或掌根自大腿内侧根部腹股沟向膝关节内侧推按2分钟；然后用两手拇指同时按揉两髀关穴，1分钟。

4. 擦腰骶　先按揉膀胱俞穴、次髎穴，各1分钟；后摩掌令热，用一手擦腰骶部，以局部透热为度。

5. 推按小腹　双掌重叠，以大鱼际贴于脐下，随呼吸缓慢地向耻骨联合推按，每一呼吸推按一次，并逐渐加大力度，3分钟或更长时间。

6. 擦涌泉　擦左右两涌泉穴，以透热为度。

7. 按揉穴位　用两手拇指分别按揉血海穴、足三里穴、三阴交穴，每穴1分钟。其中血海穴和三阴交穴按揉的时间可长些。

〔按语〕本病多见于老年人，中医认为多因膀胱气化不利、肾气亏损，同时还与肺、脾两脏有关。西医认为是膀胱神经功能失调所致。推拿对本病的治疗效果较显著，可免除导尿的痛苦，并避免因导尿时的无菌操作不当或反复导尿所引起的泌尿系统感染。但须注意，对膀胱不充盈、胀满的无尿（闭尿）症，不宜推拿。本法在膀胱充盈，已有尿意而欲排不出时施用为最佳时机。

对因其他疾病所致的尿潴留，除脊髓肿瘤、颅脑内占位性病变外，可参照本篇所介绍的方法治疗，但必须配合导尿。坚持运用本法，帮助患者慢慢建立定时排尿的习惯（条件反射），待基本能将小便慢慢排出后方可停止导尿，继续用本法治疗。同时还应对原发病症采取积极的治疗。

乳腺增生

乳腺增生是一种非炎性疾病，为妇女常见病症之一，中老年妇女亦时有发生，以乳房内生有肿块，胀痛或疼痛，并常以月经前加重、经后减轻为特点。本病多因郁怒伤肝、思虑伤脾以致肝郁气滞、脾失健运而瘀结成块，出现乳房外上方部位肿块。肿块可以单侧出现，亦可双侧出现，大小不等，呈椭圆形，表面光滑，质较坚硬，边缘清楚，推之可移动。此病常伴有心烦易怒、心悸胸闷等症状。

〔预防〕

1. 行宽胸法、通乳法。

2. 平时饮食应清淡，保持心情舒畅，适量参加一些文体活动。

3. 经常自我检查乳房，一旦发现有硬块，应及时到医院检查确诊。

〔治疗〕

1. 按揉穴位　先用两手中指指端分别按揉胸部两侧屋翳穴、乳根穴、期门穴、章门穴，每穴 1 分钟：然后再用一手分别按揉膻中、气海两穴，各 2 分钟。最后按揉两肩井穴，半分钟。

2. 揉肿块　用一手大鱼际或四指指腹由轻渐重按揉肿块边缘，2 分钟后逐渐移向肿块，在肿块局部按揉 3 分钟。

3. 抹乳房　四指张开，呈扇形由乳房根部经肿块抹向乳头，14～21次，抹时要缓慢、稳实，四指边抹边逐渐合拢。

4. 拿捏推抹乳房　拇指与其他四指对称拿捏乳房根部，自乳房根部向乳头方向，边拿捏边推抹，5遍。

5. 按揉乳房　用一手全掌，以肿块为中心按揉乳房，3分钟。

6. 擦胁部　摩掌令热，两手同时擦两胁部，以透热为度。

7. 按揉穴位　两手拇指分别按揉血海穴、足三里穴、三阴交穴、太冲穴，各1分钟。

〔按语〕乳腺增生与乳腺肿瘤在早期症状极为相似，故在早期发现时，应及时检查以明确诊断，如确诊为乳腺增生，可采用推拿保健治疗，一般均可取得满意效果。此外，在治疗时要保持精神放松，心情舒畅，不要紧张，对增强疗效至关重要。如能配合外敷药物，则效果更好。

同时还要注意，不要经常挤压、触摸肿块，尽量减少对肿块局部的刺激和压迫。

耳　鸣

耳鸣是指自觉耳内“嗡嗡”鸣响，可发于一侧，亦可发于双侧，或持续不断，或间断发生。本症多见于老年人，亦可为其他病症的主要症状或并发症，如颈椎病、失眠、眩晕症和高血压病等。耳鸣虽非急症、重症，但久鸣不止可妨碍听觉，令人心烦意乱，严重影响正常生活、工作及休息。另外，大凡耳鸣往往是产生耳聋的先兆，应引起足够重视。中医认为耳鸣的产生与肝、肾、脾三脏有密切关系，即肝火上扰、肾气亏损、脾胃虚弱等。

〔预防〕

1. 行聪耳法，配合干浴法。

2. 起居、生活要有规律，防止疲劳。

3. 坚持锻炼和尽量多参加一些其他文体活动。

〔治疗〕

1. 按耳周穴位　两手中指指端分别按揉耳门穴、听会穴、听宫穴、翳风穴，每穴1分钟（重点在翳风穴和听会穴，时间可稍长）。

2. 通耳道　用两手中指插入耳道内停顿片刻，先顺时针转9次，再逆时针转9次，最后缓慢地提插9次。

3. 鸣天鼓　摩掌令热，按于两耳，内劳宫对于耳道，四指贴于枕后，先作缓慢的重按，缓慢放开，如此3次后用食、中两指有节律的叩击枕后部，3次。如此为1遍，作7遍。

4. 擦耳根部　先用中指指面按揉耳根部周围及翳风、听会两穴，然后中指在前、食指在后贴于前后耳根部作擦法，以耳根透热为度。

5. 擦涌泉　先用两手拇指按揉侠溪穴（在足背第四、五趾间缝纹端）和涌泉穴各1分钟，然后擦涌泉穴，以透热为度。

〔按语〕耳鸣一症，有生理性和病理性两种，推拿疗法，对生理性耳鸣症效果较好，但一般治疗时间较长，每日1次或2次。同时在治疗期间必须注意要少说话或说话时保持低声，忌食生冷、辛辣、香燥食物，忌烟、酒等。

此外，对病理性耳鸣，一定要请相关医生确诊。对颈椎病、失眠、眩晕症和高血压病等病症伴有的耳鸣，推拿也有一定的效果，不失为较好的辅助疗法。

肩背筋膜炎

肩背筋膜炎是临床常见病症之一，亦有称之为“颈肩筋膜炎”、“肩背部肌纤维织炎”、“风湿性纤维组织炎”等。中医认为属“痹症”中的“筋痹”和“皮痹”，老年人发病多为风寒湿邪，客留经络，寒凝气滞，血脉不和所致。其主要表现以上背部疼痛为主，累及颈、肩及上肢部疼痛，晚夜间疼痛加剧，颈、肩及上肢活动受限等。

〔预防〕

1. 行舒背法。

2. 平时尽量减少长时间低头伏案，保持正确的姿势。

3. 注意肩背部保暖，加强身体锻炼。

〔治疗〕

1. 按揉阿是穴　先按后揉阿是穴，2 分钟。

2. 按揉穴位　分别按揉左右肩井穴，1 分钟：再用两手按揉风池穴 1 分钟；最后用一手中指指端按揉风府、大椎两穴各 1 分钟。

3. 按拨颈肩部　先用右手食、中、环三指指面按拨左肩部 3 次后按揉之，（即颈、肩交界部，以肩胛骨内上角为重点）1 分钟；再如法按拨右肩部。（图 5－11）

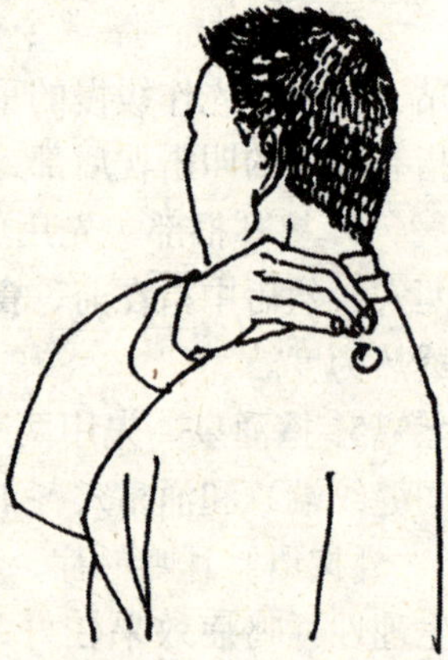

图 5－11　按拨颈肩部

4. 运肩　沉肩垂肘，两肩同时向前、后方向运转各 36 次。（使肩胛骨沿肩胛胸壁关节作上、内、下、外活动）

5. 舒背　接上式，吸气时挺胸，使肩胛骨向后并拢，呼气时肩胛骨向两侧分开，背部向后撑张，作 7～14 个呼吸。

6. 拿揉穴位　先用右手拇指分别拿揉左曲池穴、手三里穴、外关穴和合谷穴，各 1 分钟；再如法拿右侧四穴，1 分钟。

〔按语〕肩背筋膜炎，有人主张将其列入颈椎病中，称之为“颈椎病颈型”，故一定要与颈椎病神经根型相鉴别，同时还应与落枕相鉴别。这三个病症主要症状极为相似，一定要细细审查。

此外，还必须与肩周炎相鉴别。本症行保健推拿法，效果较为理想，如能适当配合一些热敷或外用膏药，则收效更快。注意本症在急性发作期，因疼痛剧烈，手法一定要轻柔，主要为放松颈背部肌肉，在活动肩背部时要缓慢，必要时可暂停操作，改用药物内服（药物可参照“肩周炎”）、外用，待症状缓解后再行推拿。

此外，治疗期间应注意：忌食生冷、寒凉及辛辣之物，适当休息，注意保暖，尤其睡觉时，肩背不可裸露于外等。

附　录

一、附方

腰痛药酒方

处方　全当归 12g，红花 10g，桑寄生 30g，鸡血藤 30g，生黄芪 30g，陈皮 10g，左秦艽 12g，骨碎补 30g，白花蛇 12g，蜈蚣 4 条，五味子 12g，川杜仲 20g，麦冬 30g，川怀牛膝各 15g，防风已各 10g，羌独活各 10g，生熟地各 20g，宣木瓜 30g，田三七 30g，桂枝 15g。

用法　上药用白酒或黄酒 30 斤分 3 次浸泡服之，即首次用 10 斤浸泡，密封 2 月后，将酒倒出，再用 10 斤酒浸泡。倒出之药酒，每晚服 15～50ml。服完后，倒出浸泡之酒继服，再用 10 斤酒浸泡。待 30 斤酒服完后，如仍需服用，可重新再上方如法再泡。

膝部劳损湿热敷方

处方　当归 12g，红花 20g，灵仙 12g，川椒 12g，木瓜 20g，桂枝 12g，伸筋草 10g，千年健 10g，透骨草 10g，川草乌各 10g，防风已各 10g，羌独活各 10g，雷公藤 12g，活血藤 12g。

用法　上药用布包好后，加水适量（尽量多些），首次煮沸 40 分钟后，待药水不烫取出药包拧一下，将患肢脚放于药水中浸泡，药包敷于膝部，然后下肢用小被子盖好，约 30 分钟后，除去敷药，将患肢擦干休息，将药包放于药水中，将药锅置于阴凉处，待下次再用，此后，每次用前将药水煮沸 15 分钟，如法用之。每日 1～2 次，每付药用 3 天。

足跟痛浸泡方

处方　三陵 15g，莪术 15g，元明粉 15g，川椒 10g，木瓜 30g，桂枝 12g，伸筋草 10g，千年健 10g，透骨草 10g，川草乌各 0g，防风已各 10g，羌独活各 10g。

用法　基本同“膝部劳损湿热敷方”用法，只是药不要用布包，只将脚放在药水中泡 30 分钟或更长时间即可。

二、推拿保健的分类

（一）养生推拿保健

养生推拿保健是以强身健体，抗衰防病，延年益寿为主要目的的一种保健推拿，是推拿保健的主体。穷其根源，则是推拿医学的初级阶段。养生推拿保健的适应对象和范围极为广泛，各年龄段和各行各业的人都可运用，并常常配合其他锻炼形式，如太极拳、剑，健身操，跑步，爬山等活动，以提高其保健的效果。养生推拿保健分为二种形式，即自我推拿保健和客体推拿保健。

自我推拿保健又称“自我保健推拿”，古称，“按蹻”“矫引”，常与“导引术”和“吐纳术”结合应用，是推拿保健的主体和最常用的推拿保健形式。在推拿保健中应用最早，据文史资料的记载来看，其在殷周时期便已形成体系，到秦汉时期亦已盛行，从湖南长沙马王堆汉墓出土的“导引图”便可见一斑。此后，从隋唐到明清历代都有所发展，并在很多养生保健和医学著作中都有论述，诸如汉《养生方》，南北朝《大清道林摄生论》，隋唐《无上内密真藏经》，宋元《医说》、《饮膳正要》、《养生要诀》，明《寿养丛书》之《红炉点雪》、《摄生要义》，清《养生揽要》、《万寿仙书》、《理瀹骈文》等，成为人们用以强体、防病、益寿的主要养生保健手段，而广泛运用，流传至今。

自我保健推拿的特点是：操作方法简单灵活，易于开展，普及，安全有效。可根据自己的具体情况，选择适合自己的推拿法，决定操作的时间、强度，并在任何时间都可进行，只要能坚持时日，长作不废，定收大益，同时在操作过程中，还可根据自己身体状况的改变，更换或结合其他的推拿法进行重新组合，充分发挥自身的主观能动性，做到整体与局部同调，身形与心神共养。切实起到养生保健的效果，本书所讨论的内容，便是以自我推拿保健为主的推拿保健。

客体推拿保健，又称“他人保健推拿”，古称“折枝”，客体推拿保健的历史也较渊源，最早见于《孟子·梁惠王上》中，记有“为长者折枝”，其意思是为老人作以四肢关节被动运动为主的保健推拿方法。此后，客体推拿见诸文字记载较少，但在一些养生学和医学著作中仍可见到零星的记载。不过这些记载用于小儿保健较多。再者，到了宋代，客体推拿保健变为“浴肆”中专门替客人擦背按摩。这可能是在商业性浴室中按摩的最早记载。客体推拿保健在近代逐渐演变为服务性的一种以放松肢体、消除疲劳、恢复精力、促进睡眠为主要目的的保健方法。客体推拿保健用于小儿保健，历来都比较流行，因小儿的生理与成人不同，故将另立介绍。

（二）小儿推拿保健

小儿一般系指学龄前的儿童（即6周岁以下的儿童），小儿时期是身体生长发育最迅速的时期，也是机体组织功能日趋完善的旺盛时期，因此，关怀小儿的健康成长，重视小儿的养生保健也就成为当今社会和家庭十分重要的课题，而推拿保健在对小儿的养生保健方面，具有安全、简便、无痛、有效的优势。对促进小儿生长发育，增强小儿机体的免疫抗病能力与疾病康复功能均有明显的效果。

小儿与成人不同，在生理上，具有脏腑娇嫩，形气未充，生机蓬勃，发育迅速的特点，也就是说，小儿的形体、脏腑及其生理功能，随着年龄的增长而不断增长，不断变化与日趋成熟完善，在这个过程中，其机体的各种生理功能和精、血、津、液等各种物质，往往都处于不足的状态，即中医所说的“稚阴稚阳”之说：同时小儿无论器官发育和功能增长，都极其迅速，并且小儿年龄越小，其发育的速度越快，这种现象，中医称之为“纯阳”，故小儿有“纯阳之体”之说。“稚阴稚阳”与“纯阳之体”的二个理论观点，概括了小儿生理特点的两个方面，即机体柔弱，阴阳二气幼稚不定，生长迅速而又常常相对感到营养物质不足，因此，小儿在发育过程中会常常出现“阳常有余，阴常不足”，亦即生理功能增长与营养物质供给不相适应。这就决定了小儿抗病力弱，自我调节能力差。然而，小儿推拿保健在调阴阳、和脏腑、促进脾胃功能、增强小儿抗病能力等方面有着不可低估的作用。

常用的小儿推拿保健的推拿法和推拿保健处方有：

1. 宣肺益智法

〔操作方法〕

四大手法　推印堂 50 次，推眉弓 50 次，运太阳 50 次，运耳后高骨 50 次（在耳后枕骨突起部）揉迎香 24 次，洗井灶 24 次。

摩囟门　1 分钟，按揉百会 24 次。

揉肺俞　100 次。

〔功用〕宣肺益气，健脑益智。对外感有明显的预防作用。

2. 和胃消食法

〔操作方法〕

(1) 抹腹部，用食中环三指自鸠尾穴直抹至关元穴，7 遍。

(2) 按揉中脘穴、气海穴各 1 分钟。

(3) 摩腹 3～5 分钟。

(4) 揉脐3分钟。

(5) 按揉足三里穴，3分钟。

(6) 捏脊法（用捏三提一法）3或5遍

〔功效〕消食和胃，理气止痛，有明显的增强消化功能作用

3. 小儿推拿保健处方

补脾经300次（在拇指桡侧面，屈拇指后用推法推之） 摩腹3分钟 揉脐3分钟 捏脊3～5遍 按揉足三里300次

〔功效〕调阴阳，和脏腑，理气血，强体魄，促发育。能提高小儿体质，增强小儿的抗病能力。

（三）老年推拿保健

老年人年龄界限划分至今尚无统一的标准，各个国家和地区的情况不同，其划分的标准也各异，有以年龄在65岁以上为老年人，也有以年龄在60岁以上为老年人，目前在我国仍以60岁以上为老年人，45～59岁为中年期，60～89岁为老年期，90岁以上为长寿期。每个人的一生都必须经历一个从受胎开始到出生、发育、成熟以至到衰老的过程（即老化），这个过程随年龄的增长而逐渐变化，这是一切有生命的生物的共同特性，是不可抗拒的自然规律。而在这个过程中，在机体和组织的各级水平上出现老化改变，表现出功能、适应性和抵抗力的减退，这种与年龄相符合的老化征象称之为衰老，或叫变老。中医认为，人的衰老与肾气和肾精的盛衰有着直接的因果关系，并以肾气和肾精的盛衰变化来阐述人的生长、发育、成熟及衰老的过程。故有“肾乃先天之本”之说，因此，中医传统养生保健的原则之一是“补肾”，此外，根据“先天不足”“后天补养”的观点，作为“后天之本”的脾胃，在养生保健中也就显得格外重要。因为，脾胃不仅能运化五谷水液之精微，为机体提供所需的营养物质，又是气血生化之源，在人的生长、发育、成熟及衰老的过程中，影响极大。综上所述，中医养生保健的主要原则是在整体观念的指导

下，通过补益脾肾、补虚扶正来实现延缓衰老、促进健康的目的。可是在众多的养生保健方法中，推拿保健以其动静结合、心身共调、脾肾同补、筋骨兼顾的特点，以及简便、易行、安全、有效的优点，更适合老年人的养生保健。

（四）妇女推拿保健

一般来说，养生推拿保健的推拿法都实用于妇女，但是，由于妇女在生理上有：每月的月经来潮、怀孕、生育、哺乳和绝经等五大特点。这就会给妇女在这些生理现象出现的期间，带来一系列的生理性反应，如果这些反应过大，或不能及时调理，就会直接影响妇女的健康。因此，妇女在一般养生保健的同时有特别注意在月经期、妊娠期、哺乳期和绝经期的养生保健，推拿保健在理气活血，防治月经失调，减轻妊娠反应，增强自身免疫功能，促进顺利分娩和产后康复以及调整内分泌失调，减少更年期不适反应等方面，都有很好的效果。

月经期的推拿保健主要以理气活血、温经通络为主，常可选用的推拿法以宽胸法、通腑法和壮腰法等为主，根据自己的实际情况，选择一法，或将几法结合起来，重新组合进行操作。但在月经来潮期间，可休息几天。

妊娠期的推拿保健主要以养血安胎、和中理气为主，常可选用的推拿法以宽胸法、健运法、滋肾法等为主。根据自己的具体情况，选择一法，或几法结合起来，重新组合进行操作。此期，在手法操作时，应特别注意轻快柔和，切不可刺激过重，尤其是小腹和腰骶部，最好不要操作。

哺乳期的推拿保健主要以健脾胃、和气血、温经络为主，常可选用的推拿法以健运法、干浴法和壮腰法为主，根据自身的状况，选择某一法，或将几法结合起来，重新组合进行操作。

更年期的推拿保健主要以补脾胃、和脏腑、行气血为主，常可选用的推拿法以培元法、滋肾法和干浴法为主，根据自己具体情况选择一法，或几法结合，重新组合进行操作，但应以培元益气为主结合其他推拿法，进行组合。

此外，捏脊法对任何一期都较适应，且对提高保健效果作用较大，不可忽视。同时，美容法和通乳法也是妇女常用的保健推拿法，尤其是通乳法，在月经期、妊娠期和哺乳期，当乳房有反应或症状时，则需结合应用。

（五）减肥推拿保健

肥胖是体内脂肪蓄积过多的表现，一般认为：凡体重超过标准体重的20%者，便可视为肥胖［标准体重（简易计算法）=身高（厘米）-105=千克数］。目前，虽然肥胖产生的确切病因尚未明确，但其机制却很明显，纯粹是摄入的能量大于消耗所致。很多因素都可导致肥胖，如遗传因素、内分泌和代谢疾病、社会因素、生活方式等，尤其是饮食和生活方式，而老年人常因活动明显减少，消耗也减少而至肥胖。

肥胖大体可分为二类，即单纯性肥胖（占肥胖的绝大多数）和病态性肥胖。单纯性又有体质性肥胖和获得性肥胖之分，前者系由脂肪细胞数目增加所致，多为幼年期即起，与25岁前营养过度有关；后者多在25岁以后营养过度，摄入热量超过生理需要，或体力活动减少而引起脂肪细胞肥大所致。肥胖不仅会影响外观形象，还常会感到怕热、多汗、乏力、下肢浮肿，甚至引起腰痛、骨关节炎、月经失调、血压经常升高、嗜睡等病症。此外肥胖者易并发冠心病、高血压、糖尿病及胆囊炎等疾病。因此，防治肥胖，实施减肥，对保障健康是极其重要的。

防治肥胖的减肥方法较多，如合理节食，改变生活习惯，加强文体活动，运动疗法，针灸疗法，药物疗法等等。然而推拿保健在防治肥胖方面，从整体出发，局部入手，通过自我推拿保健或客体推拿保健，能够起到促进机体的新陈代谢，增加体内的能量消耗，减少脂肪在体内的蓄积，达到减肥的目的，减肥的常用推拿法是：通腑法、干浴法和腹部推按提抖和点揉丰隆穴的综合应用。必须指出，减肥推拿保健在应用中，欲取得理想的效果，一定要持之以恒，不可间断，同时还必须配合合理节食和适当运动。

（六）运动推拿保健

运动推拿保健是指对从事竞技体育运动的专业运动员和业余运动员，以及演员（如舞蹈、戏剧和杂技）等。进行日常训练以及赛前和赛后的养生保健。众所周知，在运动实践过程中，首先肌肉的剧烈活动，不仅需消耗大量的氧气、糖份和其他营养物质，并且增加大量的代谢产物，同时还使呼吸系统、心血管系统、代谢分泌系统、泌尿系统、中枢神经系统和运动系统器官的负担增加。使所有物质的新陈代谢产生很大的变化，其中尤其是能量代谢和糖、维生素代谢的变化。这些变化在竞技或表演的时候，表现尤其突出，正常情况下机体会逐渐自行调整。如果一旦运动量超过机体正常的承受能力，而不能自行调整，又得不到及时的纠正，就可能产生病理变化，发生肢体不适、活动障碍，甚至运动损伤。因此，加强对运动训练，特别是赛前和赛后的养生保健，以维护和提高体质，调整与保持良好的训练与竞技状态，激发机体的潜在体能，提高竞技和表演水平，取得优秀成绩是极为必要的，推拿保健在这方面，已显示出其特殊的功效。

运动推拿保健与其他推拿保健不同，他必须遵循各项运动的特点和规则，按照每个运动员（演员）的具体情况，设计与其祖适应的推拿保健的推拿法，才可取的很理想的效果。运动推拿保健除日常训练保健是以自我推拿保健为主外，其他都是客体推拿保健，本节仅就一般情况下的运动保健推拿作一介绍，希望在实际应用时，还应根据被保键的对象的具体情况，灵活变通。

训练推拿保健一般日常训练前可选用宽胸法和壮腰法；训练后可选用于浴法。

赛前推拿保健一般可选用安神法、强颈法、舒背法或理筋法。

赛中休息时保健推拿，以放松为主。一般可选用干浴法为主，灵活变通。

赛后推拿保健一般可选用活络法和理筋法，或干浴法。

（七）足部推拿保健

足部推拿保健（包括医疗）“原是我国许多古老的治疗方法之一……”（《神奇的病理按摩》吴若石神父原著，卢艳整理）；其历史远久，从文献资料中，最早见于晋·陶弘景《养性延命录·导引按摩编·自按摩》中“掣脚”。后在隋·巢元方《诸病源侯论》有关证候后所附的“导引法，养生法”中有“搦趾、摇足、转脚、挽足”等记载，此后的历代文献中却少有记载。到了二十世纪八十年代，逐渐由民间兴起，发展迅速，现今已成为推拿保健中的一部分。

足部推拿保健是根据：在足部存在着与人体各器官、部位相对的反射区，运用推拿手法（亦可借助于器械），在这些反射区操作，能够起到缓解紧张状态，减轻疼痛，促进全身的血液循环，调节内脏功能，达到保健和治疗的目的。

足部反射区是一个区域，不是腧穴，也不是压痛点，各个反射区在足部的具体位置，有关足部按摩的内容，请详见第四章、第二节常用推拿法中的附足部按摩。

（八）医疗推拿保健

医疗推拿保健对临床常见病症，多数有较好的防治作用，尤其对一些慢性病症，是较好的辅助治疗手段之一，对于防止疾病传变，巩固疗效，促进康复和防止疾病复发有理想的效果。

医疗推拿保健的适应范围较为广泛，一般常见病症，尤其是慢性疾病，都可采用。但必须指出，在应用推拿保健之前，首先对疾病有一个明确的诊断。全面了解疾病的基本情况和注意事项。其次，决定采用推拿保健方法时，事先最好能征得专科医生的指导（或向专科医生咨询），再行操作。再次，采用推拿保健决不可自行停止其他疗法，尤其是药物疗法，若要停止，则必须征得相关专科医生的同意。最后，在行推拿保健的过程中，要密切注意观察病情的变化，以便及时调整推拿法，或到医院诊治。绝不可在诊断不明，病情不清的情况下，盲目地采用推拿保健，以免造成不良后果。

医疗推拿保健的应用，内容较多，可参考本书第五章。

三、回春六势

第一势　预备，取站势，基本要求同“站桩”。

第二势　接上势，右肩向后上，同时左肩向前下，运转两肩36次；然后，左肩向后上，同时右肩向前下，运转两肩36次。

第三势　接上势，两膝屈曲呈130°左右，作有节律地上、下抖动身体108次。（使阴囊随抖动击打会阴部）

第四势　接上势，并裆（夹住阴囊）、髋、膝关节微屈曲，以腰为轴，上体作有节律地左右旋转，同时两手随上体旋转而自然地抛起，分别同时轻轻地击打左膏肓穴和右屋翳穴（即右手打左穴，左手打右穴）36次或72次。

第五势　接上势，并裆，两脚与肩同宽，吸气时，两手慢慢上起，捧气过顶，贯于百会穴，呼气时，左脚提起向前迈一步，同时屈膝下半蹲，上体随下蹲之势前倾，两手亦由头顶随之向下，并随上体前倾，从头面经胸、腹缓缓地推向左脚背；然后再吸气，上体慢慢直起，身体重心移至左脚，两手随上体直起而慢慢上起捧气，待身体完全直立时，捧气过顶，贯于百会穴，呼气时，提太脚前迈，为上法行之，为此每一步、行9步或18步。

第六势　先以拳背击腰骶部72次，然后按揉丹田穴（掌按揉法），左、右各36次，最后“引气归元”。

主要参考文献

蔡醒华主编.《临床老年病学》. 天津科技出版社. 1986

周冠虹主编.《家庭老年医学全书》. 上海科技出版社. 1995

周国雄主编.《中西医结合老年病治疗学》. 广东科技出版社. 1993

范立伟编著.《实用推拿保健学》. 上海医科大学出版社. 1996

臧福科主编.《家庭自我保健实用按摩术》. 华龄出版社. 1990

毕永升主编.《百病气功防治》. 山东科技出版社. 1990

戴俭国主编.《实用推拿治病法精华》. 山西科技出版社. 1993

李业甫主编.《自我保健穴位推拿》. 安徽科技出版社. 1983

俞大方主编.《中医推拿学》. 人民卫生出版社. 1985

骆勤方主编.《自我按摩集锦》. 人民体育出版社. 1990